管理学学术文库·管理科学与工程类

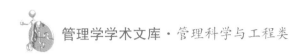
管理学学术文库·管理科学与工程类

2016年度国家自然科学基金项目"基于双边市场机制的医疗服务资源动态协调管理研究（项目编号：71601043）"成果

健康行为与医疗
资源管理决策优化

周　敏◎著

华中科技大学出版社
http://www.hustp.com
中国·武汉

内 容 提 要

为解决大量涌现的个性化医疗需求与有限医疗服务资源利用之间的矛盾,本书基于患者就医行为规律,深入讨论我国医疗政策与医患关系的发展沿革,分析我国医疗资源匮乏的根本原因;采用结构方程模型和多组分析方法,从儿童疫苗接种行为、老年人远程医疗接纳等视角分析患者就医行为特征,并分析远程医疗系统与实体医疗服务之间的互补关系;建立多级药品库存模拟模型,然后使用粒子群优化算法进行智能优化;针对分级诊疗系统中的双边匹配问题,开发基于多场景的匹配决策方法。通过构建"行为规律—理论建模—实证应用"的研究路线,旨在找到适应我国的医疗资源协同配置管理决策方法。

本书可以作为管理科学与工程、健康管理、工商管理等专业的教师、学生的教科书和参考书,也可以作为从事健康行为、医疗服务产业、医疗政策研究人员的工具书。

图书在版编目(CIP)数据

健康行为与医疗资源管理决策优化/周敏著.—武汉:华中科技大学出版社,2021.1
(管理学学术文库.管理科学与工程类)
ISBN 978-7-5680-4079-2

Ⅰ.①健… Ⅱ.①周… Ⅲ.①健康-行为-关系-医疗卫生服务-资源管理-研究 Ⅳ.①R199

中国版本图书馆 CIP 数据核字(2020)第 238317 号

健康行为与医疗资源管理决策优化 周 敏 著
Jiankang Xingwei yu Yiliao Ziyuan Guanli Juece Youhua

策划编辑:周晓方 陈培斌
责任编辑:周晓方 洪美员
封面设计:原色设计
责任校对:李 弋
责任监印:周治超

出版发行:华中科技大学出版社(中国·武汉) 电话:(027)81321913
       武汉市东湖新技术开发区华工科技园 邮编:430223
录 排:武汉正风天下文化发展有限公司
印 刷:湖北恒泰印务有限公司
开 本:710mm×1000mm 1/16
印 张:9.75 插页:2
字 数:189 千字
版 次:2021 年 1 月第 1 版第 1 次印刷
定 价:58.00 元

前　言

Preface ◀

　　中国特色社会主义进入新时代,我国人民群众生活水平不断提升、健康需求快速增长。与之对应的医疗保障领域,发展不平衡不充分的问题逐步显现,"看病难、看病贵"等问题没有得到根本解决。2020 年 2 月 25 日,中共中央、国务院正式发布《关于深化医疗保障制度改革的意见》提出,未来十年我国医疗改革重点,包括医疗体系建设、可持续筹资机制、医保支付、基金监管、药价、医疗服务等多个方面,促进健康中国战略实施。

　　本书从行为科学与管理科学的交叉视角,介绍了患者的就医行为特征与医疗服务决策优化等内容,试图找到"患者行为—需求特征—管理决策"的技术思路,为我国医疗政策设计及医疗资源协同提供系列化的理论方法和管理新思路,为艰难的中国医改之路找到可能的政策路径。

　　本书共分九章,具体内容安排如下:

　　第一章:绪论。阐述全书研究意义、国内外研究现状以及本书的研究思路与框架,为后续内容的展开做好铺垫。

　　第二章:中国医疗政策与医患关系分析。重点回顾自新中国成立至 2016 年的医疗政策发展三个阶段,并结合医患关系发展和中国护士资源短缺问题展开深入讨论。

　　第三章:父母对儿童疫苗接种的行为意向分析。疫苗接种可保护儿童免受传染病的侵害,并可减少其患上哮喘、肺心病和慢性支气管炎等的可能性。采用改进 TPB 模型,讨论中国父母接种意向的影响因素,包括心理学变量和人口统计学变量;从知识、态度、实践(KAP)三个角度对技术接受模型进行拓展,分析中国父母对儿童接种 HPV 疫苗的影响因素。

　　第四章:疫苗危机引发的就医行为研究。针对 2018 年 7 月长春长生生物科技公司疫苗造假事件,采用大数据和行为学模型,研究公众对国家疫苗管理体系的信心变化及就医行为规律。

　　第五章:老年人选择家庭医生的心理影响机制。老龄化人口结构导致老年医疗市场的巨大需求。家庭医生可以在第一时间为患者进行诊断并提供精准治疗,减少医院医生工作量,从而显著提高医疗资源利用率。家庭医生在分级诊疗体系建设中扮演着重要的角色。采用 UTAUT 理论框架,分析影响中国老年人采用家庭医生的行为规律,从而为推广家庭医生制度提供理论依据。

第六章:老年人对远程医疗的接纳行为。借助远程信息诊断和大数据技术,医生的治疗方案将变得更加科学合理;与此同时,精准医疗和预约系统也有助于控制不断增加的医疗成本。采用综合模型,研究老年人对远程医疗的接纳行为规律。

第七章:多级医药库存协调控制仿真优化。针对分级诊疗中的多级医疗机构库存协同控制问题建模,并采用粒子群优化算法进行智能优化。当多个部门具有随机变化的药品需求时,需全面协调多级库存管理才能实现最佳系统目标。

第八章:分级诊疗体系匹配与优化。建立科学有序的分级诊疗制度,这是提高医疗卫生资源利用效率、降低医疗费用的重要途径。针对分级诊疗系统中的双边匹配问题,开发基于多场景的匹配决策方法,有效地得到了稳定可行的解。

第九章:结论与展望。系统梳理全文主要结论,并提出未来可能的研究方向:考虑个体理性和群体理性的医疗服务资源动态访问机制以及慢性病医疗资源管理的问题。

本书是基于国家自然科学基金课题(71601043)和博士后期间工作而完成的。在研究和出版过程中,得到了许多同行专家的热情帮助:东南大学经济管理学院赵林度教授作为本人的博士后合作导师,从研究选题、研究方法、数据分析、结论提炼等方面都给予全程指导和帮助;东南大学经济管理学院王海燕教授、薛巍立教授、孙胜楠副教授及时提供了很多有益的帮助;美国 Purdue University 的 Nan Kong 副教授对研究方法提供了很多建设性建议;湖南工商大学工商管理学院黄福华教授对研究思路进行了指导。研究生隆飘在资料整理方面提供了帮助。国药控股湖南有限公司、湖南省疾病预防控制中心、中南大学湘雅三医院等单位,协助我完成研究工作和提供便利条件。本书出版过程得到了华中科技大学出版社的大力帮助,在此表示衷心的感谢。

尽管课题研究和书稿撰写倾注了作者近三年的精力和努力,但是面对"医疗改革"这个时代难题,还有许多无法准确分析的问题,还需要不断学习和探索。书中疏漏和不当之处,敬请读者批评指正(zhouminlaoshi@hotmail.com)。

作　者

2020 年 2 月

目 录

Contents ◂

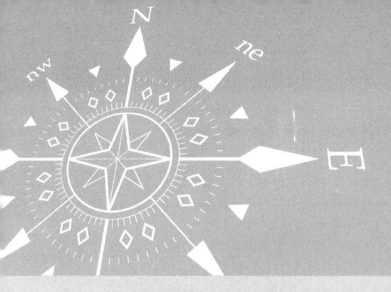

第一章　绪　论

第一节　研究意义

　　随着我国加速进入老龄化社会及亚健康人群大幅度增加,我国医疗服务需求不断增长[①]。经多轮医疗改革后,我国医疗服务资源供给总量显著增加,但因医疗服务资源利用率不高,"看病难、看病贵"等问题依然突出存在,医疗体制改革进入攻坚期。随着"互联网＋"与医疗服务的深度融合,推动了以"大数据"为基础的个性化医疗、精准医疗的发展,促使医疗体制改革从"增加医疗服务资源总供给"到"提升医疗服务资源利用率"的模式转变。医疗服务资源系统是医疗供需双方参与的协作价值共创网络,具有明显的双边市场特征,构建动态协调管理机制是其高效率运行的重要保障。

　　20世纪90年代以来,依托互联网科技与医疗服务的快速融合发展,健康大数据驱动下的个性化医疗服务迅速兴起,精准医疗日益重要。如美国于2016年开始大力推进的"精准医疗3.0版",将逐步实现医疗供需网络的高效匹配及"一对一"的个性化医疗服务。我国医疗服务需求不断增长,依靠增加资源投入依然无法满足个性化的医疗服务需求,医疗需求不能高效率地匹配最合适的医疗服务资源,医疗服务资源系统的主要矛盾转化为结构性和功能性矛盾。为解决医疗服务资源协调配置管理问题,部分地区开始尝试"医生多点执业"、"医联体"、"医生集团"等改革,实现医疗服务资源动态配置,以满足患者的个性化医疗服务需求。面向医疗服务发展新趋势,系统研究医疗服务资源动态竞争管理策略等问题,具有理论价值和实践价值。医疗服务资源系统具有复杂动态特性,传统的静态资源匹配理论无法有效地解决具有双边互动特性的医疗服务资源动态化配置与协调管理问题。

　　本书基于患者就医行为规律,深入讨论医患关系的发展沿革,从儿童疫苗接种行为、老年人选择家庭医生及远程医疗接纳行为、多级医药库存控制和分级诊疗体系匹配与优化等方面展开研究,为医疗服务资源管理提供有益的理论支撑及政策建议。本书产生的理论成果不仅可以丰富医疗行为研究、医疗服务资源管理理论和拓展双边市场理论在医疗服务资源配置中的应用,还有助于我国政府在医疗体制改革过程中合理制定医疗资源的配置与管理政策,提升医疗服务水平,保障居民身体健康。

---

　　① 杜少甫,谢金贵,刘作仪. 医疗运作管理:新兴研究热点及其进展[J]. 管理科学学报,2013,16(8):1-19.

第二节　国内外研究现状

医疗服务资源动态协调管理不仅要研究复杂系统的统计共性,还需要更多地考虑系统内部各要素之间的复杂关联影响,如供需双向选择、匹配协商机制、动态访问机制等。医疗服务资源配置既遵循市场基本规律,又具有医疗服务资源其独有的社会特性和经济特性,如信任博弈的服务商品属性、政府主导的资源配置机制、医疗服务资源动态配置制度困境等,所以其管理活动也具有与一般商品市场不同的复杂特点。与本书有关的研究工作主要包括四大领域:医疗服务资源配置管理研究,双边市场匹配管理研究,医疗行为模型研究,医疗服务能力优化。

一、医疗服务资源配置管理研究

鉴于医疗服务产品的信任商品属性,在信息条件不发达的单边市场状况下,医生比患者拥有更多关于信任商品对于买方价值的信息,患者的医疗需求均主要依赖医生的诊断和判断,患者没有主动决策权。基于以上假设,医疗服务资源配置研究集中在医疗服务资源配置效率、医疗服务资源配置公平性和医疗服务资源配置的政府管理行为3个方面。

1. 医疗服务资源配置效率

医疗服务资源配置效率研究源于对医疗服务资源属性和管理特征的研究。医疗服务市场中的市场经济失灵,人们疾病发生的不确定性带来了风险分担市场的缺失,医疗服务资源市场平衡机制失效。基本医疗服务具有公共品或准公共品的性质,满足基本健康需求是发展中国家卫生系统规划需要,医疗服务资源要有效地满足基本医疗服务需求。

关于医疗服务资源配置效率研究方法,主要有专家位置模型、行为经济学模型、结构方程模型、DEA模型、统计模型等。具体为:采用临床需求与内科医生资源配置数据,用内科医生访问量作为医生效率衡量指标,研究基于效率的专家位置模型;分析不确定条件下的医疗服务资源利用效率问题,从医疗费用、医疗效益分析和预期效用最大化等视角进行敏感性分析。实证研究结果表明泌尿系疾病的医疗服务资源利用率和医疗成本是卫生保健质量最主要因素,医生和临床护理等稀缺资源缺乏公平分配机制;采用结构方程模型、复杂网络模型、DEA

模型计算医疗服务资源效率[①];采用患者层次健康服务数据,评估健康系统的资源效率。我国学者研究有限医疗服务资源约束下的全病种配置策略,采用统计模型,研究我国用于医疗的财政支出效率数据,从省内分权视角探索提高医疗卫生支出效率的有效途径。

以上研究系统归纳了特定区域医疗服务资源配置效率评价原则与方法,明确指出医疗服务资源配置的研究价值。但这些研究成果还未考虑到医疗服务资源配置过程中的双向互动,所得出的结论仅为"黑箱控制原理"下的结果评价,所以,还需进一步探索医疗服务资源配置系统内在规律,并建立协调管理机制。

2. 医疗服务资源配置公平性

因人们对医疗服务资源公平性的理解不一致,所以关于医疗服务资源配置公平性研究差异也较大。国外学者分别运用间接标准法和直接标准法,就医疗服务资源配置"不公平性"进行了评价。他们通过对卫生成本和效益两个指标占比,测量其不公平性,分析了以色列不同地区的医生资源状况,指出政府资金的限制迫使该国很大一部分医疗费用由私人来源支付。改善美国的医疗体系需要同时实现 3 个目标:改善护理体验,改善人口健康以及降低人均医疗费用。集成者的角色至少包括 5 个部分:与个人和家庭的伙伴关系,重新设计初级保健,人口健康管理,财务管理以及宏观系统集成[②③]。运用加权法分析总结影响医疗卫生服务公平性的 7 个指标,利用计量经济学模型研究各年龄阶段人群卫生服务利用公平性;从医疗保险、医疗价格、医院管理等角度阐述医疗服务资源公益性与配置原则。

我国学者对医疗公平效率进行了广泛讨论,如基于 Blinder-Oaxaca 分解剥离距离的医疗公平与理性就医行为,医疗卫生服务的可及性与公平感关系,新型农村合作医疗制度在医疗资金筹集、医疗费用补偿及卫生服务利用等方面的公平性实证研究。

虽然人们对医疗服务资源公平性理解不同而导致研究结论有所差异,但已有关于医疗服务资源配置公平性的研究成果均认为"绝对平均"并不等于完全公平,而应该是及时且合理地满足医疗服务需求。在医疗服务资源紧缺局面没有

---

① Anderson T R, Daim T U, Lavoie F F. Measuring the efficiency of university technology transfer[J]. Technovation, 2007, 27(5):306-318.

② Berwick D M, Nolan T W, Whittington J. The Triple Aim: Care, health, and cost[J]. Health Affairs, 2008, 27(3):759-769.

③ Chaudhry B, Wang J, Wu S Y, et al. Systematic review: Impact of health information technology on quality, efficiency, and costs of medical care[J]. Annals of Internal Medicine, 2006, 144 (10):742-752.

得到根本缓解的背景下,提高其利用效率就成为保障医疗服务公平性的关键因素,这也从另一侧面论证了医疗服务资源协调管理相关研究的重要价值。当然,公平性也是医疗服务资源协调管理的主要目标。

3. 医疗服务资源配置的政府管理行为

国外医疗服务资源配置中的政府管理行为主要为市场竞争机制设置,如美国的资源配置许可制度、采用 DRG 付费方式、管理型保健医疗等管理措施。政府管理措施对医疗服务资源配置效率的影响是研究重点,提出竞争与合作的医疗服务资源配置模式、医疗服务资源纵向整合模式选择模型等。通过分析医院管理、卫生部门、医生和患者的需求期望,提出满足利益相关者的医疗资源管理政策。从政府规制和管理行政化弊端等角度研究医疗服务资源配置的政府管理行为合理化。部分学者对比研究不同地域政府管理措施,如澳大利亚、意大利、法国等国家的医疗服务资源配置中的政府管理策略,提出了分类配置管理、医疗服务资源经费预算管理等措施。

我国学者结合医疗改革实践,研究医疗服务资源配置的政府管理措施,提出以下建议和措施:综合性医院床位利用效率评价指标优化医疗资源配置;医药分开对医疗服务资源配置的影响[①];"首诊制"优化医疗服务资源配置;手术室资源调度利用策略[②];从人员激励角度提出医疗机构市场化改革及管理措施。

以上研究表明,因医疗服务资源具有公共品或准公共品的性质,政府管理行为是影响医疗服务资源配置的关键要素。各国医疗服务资源管理体制不同,政府管理手段和方法存在较大差异。政府管理行为多元视角的创新探索,反映了医疗服务资源系统具有复杂性、动态性、自组织性等特点,相关的协调管理措施应基于其复杂的系统情景,考虑其内在的互动机理及动态协调机制。

二、双边市场匹配管理研究

考虑双边用户互相作用,且市场中一边用户数量会影响另一边用户的效用,这是双边市场的特征。基于上述定义,医疗服务资源市场是多从属性和多非关联平台的复杂双边市场。双边市场匹配机制为研究医疗服务资源的配置问题提供了一个全新的视角,即以提高双边市场匹配的双方参与意愿及管理效果为目标,重点研究双边市场匹配定价决策、双边市场匹配优化算法和双边市场匹配稳

---

① 王文娟,杜晶晶."医药分开"政策对医疗费用的影响机制探索——医生收入、医院收入的中介效应[J].中国软科学,2015(12):25 35.

② 王昱,唐加福,曲刚.医院手术室运作管理:研究热点及发展方向[J].系统工程理论与实践,2018,38(07):1778-1791.

定性等内容。

1. 双边市场匹配定价决策

双边市场匹配定价决策的四大因素为：双边市场价格弹性、网络外部性强度、单归属及多归属和产品差异化。研究纵向双边市场匹配价格策略，参与者处于不对等地位时双边市场匹配的定价问题。

在具体应用领域的双边市场匹配定价决策研究也逐渐成为热点：如电子商务中动态定价的贝叶斯策略；房屋中介市场的定价策略；自媒体社交平台定价；媒体双边市场中的单边收费与双边收费定价模式决策。

已有双边市场定价匹配决策研究基于一般市场特性，采用静态博弈均衡方法为主，并在不同领域开展实证研究。但是，已有研究未能考虑双边市场要素的动态波动及其对双边匹配定价决策影响，且未能就医疗服务资源这一特殊双边市场的匹配定价问题展开相关讨论。

2. 双边市场匹配优化算法

研究人员首先从劳动力市场开始研究双边匹配（Two-Sided Matching）的机制设计与算法问题，随后持续研究稳定匹配理论及市场设计实践。目前，关于双边市场匹配算法研究成果丰富：如研究婚姻匹配的线性规划模型可以得到男方最优、女方最优和双方均衡的稳定匹配结果；解决学生入学匹配问题的 Gale-Shapley 算法（延迟认可算法）；稳定匹配算法通过设置稳定匹配结构中不可转移效用和可转移效用的稳定分配子集，采用图论求解[①]；Hospital-Resident 算法（住院医师）求解 1−n 双边匹配的一方最优稳定匹配结果。我国学者主要从累积前景理论决策、基于感知效用的多目标优化[②]等方面改进双边匹配决策算法。

双边市场匹配算法研究丰富且应用广泛，证明其方法有足够的科学性，这为本书的研究提供了有益的研究思路，其中有较多成熟的算法可以借鉴。但以上大多数算法均基于男女婚姻和学生入学匹配问题，应用到医疗服务资源双边匹配问题还需要一定的调整和完善。

3. 双边市场匹配稳定性

双边市场匹配稳定性可以确保匹配方案中匹配主体之间能够维系稳定的匹配关系，提高双边市场效率。双边匹配是 Knaster-Tarski 不动点问题、非双边匹

---

① Roth A E. Deferred acceptance algorithms: History, theory, practice, and open questions[J]. International Journal of Game Theory, 2008, 36(3-4):537-569.

② 李铭洋, 李博, 曹萍萍, 等. 考虑匹配稳定性的多属性双边匹配决策方法[J]. 系统工程, 2017, 35(11):153-158.

配是 Kakutani 不动点问题①。学生入学匹配和婚姻匹配的稳定求解算法②③表明,即使匹配主体的得分和偏好排序是一致的稳定婚姻匹配问题,它仍然是一个强 NP-Hard(所谓的非确定性)问题。

　　上述研究认为,只要没有最不满意的匹配就是稳定匹配,所以并不能反映双边主体的满意程度。双边匹配前提条件是信息完美且匹配特征少的情况,以求单边主体最优的稳定匹配解,所以上述研究是缺乏符合医疗服务资源特征的研究假设。

三、医疗行为模型研究

　　医疗服务具有无形性、供需博弈双方地位不对等、信息不对称等特征,受到经济因素与心理因素交替影响。由此,医疗行为成为医疗经济研究中的重点和难点问题。从研究方法来看,主要有 3 种:定性研究、经济定量研究、行为科学实证研究。定性研究主要包括倾向性特征、能力资源和医疗需要 3 个方面。经济定量研究侧重于采用回归模型,对医疗需求数量与医疗支出、就医决策行为等变量进行相关性研究。本书侧重于采用心理学与管理学方法研究就医行为,重点讨论基于行为科学实证研究。

　　关于医疗行为的行为科学实证研究,主要讨论人口统计学变量、经济变量、医疗服务变量、心理感知变量等要素的综合作用,从而研究人们的医疗行为。主要采用的理论模型包括:计划行为理论,技术接受与整合模型等。

1. 计划行为理论

　　计划行为理论(theory of planned behavior,TPB),是在理性行为理论(theory of reasoned action,TRA)的基础上发展而来的。理性行为理论有其局限性,它过于强调人的意志对于个体行为意向的影响,忽视了个人所拥有的资源能力对于行为意向以及行为的影响作用。在理性行为理论的基础上,Ajzen(1991)引入知觉行为控制这一变量,提出了计划行为理论,探讨行为态度(behavioral attitude,BA)、主观规范(subjective norm,SN)、知觉行为控制(perceived behavioral control,PBC)3 个直接变量以及行为意向(behavioral

---

　　①　Balaj M. Alternative principles and their applications[J]. Journal of Global Optimization,2011,50(3):537-547.

　　②　Erdil A,Ergin H. What's the matter with tie-breaking? Improving efficiency in school choice[J]. American Economic Review,2008,98(3):669-689.

　　③　Manlove D F,Irving R W,Iwama K,et al. Hard variants of stable marriage[J]. Theoretical Computer Science,2002,276(1-2):261-279.

intention，BI)这一间接变量对于个体行为的影响作用[①]。TPB 模型见图 1.1。

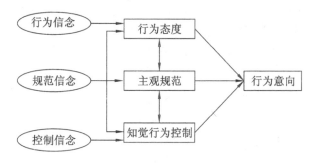

图 1.1　计划行为理论模型

　　从疾病知识、症状严重程度、结核病的易感性、结核病的严重程度以及疾病羞耻感 5 个维度扩展 TPB 模型,设计结构化问卷进行横断面调查,并采用序数回归分析法来研究印度尼西亚结核病疑似患者延迟就医及就医时选择诊所的影响因素,结果表明:扩展的 TPB 模型和患者的延迟就医行为无显著相关性,其决定因素是医疗服务的可及性,而选择诊所则是由主观规范决定的。Mckinney 等(2015)基于 TPB 理论设计横断面,采用分层线性规划模型来研究关于马拉维妇女对抗逆转录病毒疗法的依从性发现:行为态度、主观规范、知觉行为控制对受访者的行为意向有显著影响。Kamekis 等(2018)基于计划行为理论设计问卷,研究患者购买处方药或者非处方药的行为决定因素,通过对 350 名受访者的随机抽样调查发现:主观规范(家人或朋友的意见)为药物购买行为意向的决定性因素,消费态度是消费预期的显著预测因子。Albar 等(2019)将技术接受模型(technology acceptance model，TAM)与计划行为理论模型相结合(见图 1.2),建立结构方程模型来考察影响沙特阿拉伯患者接受远程医疗服务的影响因素,发现:感知有用性与感知易用性对态度有显著影响,而态度与主观规范则显著影响患者使用远程医疗服务的行为意向,但知觉行为控制对行为意向影响较小。

　　知觉行为控制是个体的主观感受,可能会脱离实际情况,因此,在计划行为理论中引入实际行为控制这一变量,来系统研究患者的就医决策过程。陈国玉等(2013)利用计划行为理论探讨影响糖尿病、高血压等慢性病患者服药依从性的行为影响因素,以提高患者遵照医嘱的可能性。李帅等(2013)利用计划行为理论探讨影响冠心病患者戒烟意向的因素(见图 1.3),结果显示:尼古丁依赖对患者的戒烟意向存在负面影响,其他变量则与行为意向呈正相关,提出要从加强

---

　　①　Ajzen I. The theory of planned behavior[J]. Organizational behavior and human decision processes，1991，50(2):179-211.

戒烟行为控制、减轻尼古丁依赖和改变患者主观规范与行为态度入手来开展这类患者的戒烟工作。

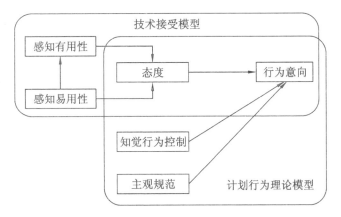

图 1.2 TPB 与 TAM 综合模型

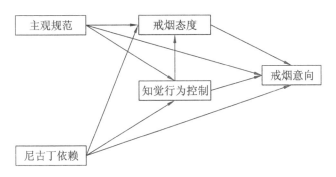

图 1.3 戒烟意向研究理论模型

2. 技术接受与整合模型

远程医疗系统作为一项新技术,能够减少患者的等待时间与降低其医疗成本,提高各级医院尤其是大型综合医院的医疗资源利用率,正日益被医生与患者双方所接受。技术接受与整合模型(the unified theory of acceptance and use of technology,UTAUT)指出,影响新技术与新系统被接受的 4 个关键因素是绩效期望、努力期望、社会影响、促进条件(见图 1.4),而性别、年龄、经验、自愿性则是影响用户接受的重要调节因素①。

---

① Venkatesh V,Morris M G,Davis G B,et al. User acceptance of information technology:Toward a unified view[J]. MIS quarterly,2003,27(3):425-478.

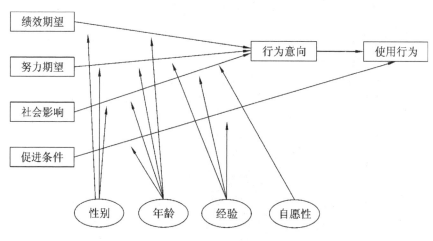

图 1.4 技术接受与整合模型

利用 UTAUT 模型研究美国家庭医疗机构工作人员运用远程医疗对居家老年人进行抑郁症护理工作的意向调查显示:大多数工作人员对远程医疗持积极或中立的态度,促进条件与社会影响是影响参与者使用或继续使用远程医疗的关键因素。将 TAM 模型与 UTAUT 模型相结合,探讨自我效能、感知健康状况、感知隐私性与安全性、互联网使用频率、绩效期望、努力期望 6 个变量对老年人接受远程医疗系统的影响(见图 1.5)发现:自我效能与努力期望显著相关,且绩效期望、努力期望以及感知隐私性与安全性对老年人的行为意向有显著影响。

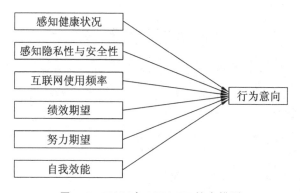

图 1.5 TAM 与 UTAUT 综合模型

对老年人采用远程医疗行为的意向进行研究,从医生意见、计算机焦虑、感知安全 3 个方面对 UTAUT 模型进行扩展(见图 1.6)发现:绩效期望、努力期望、促进条件、感知安全对行为意向有直接影响,计算机焦虑直接影响努力期望从而对行为意向有显著负面影响,社会影响不是行为意向的显著预测因子。

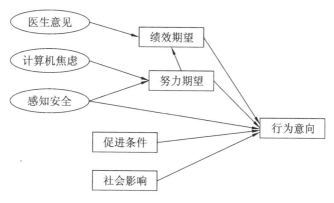

图 1.6　扩展的 UTAUT 模型

　　将任务技术适配模型(task-technology fit,TTF)与 UTAUT 模型相结合(见图 1.7),研究影响患者采用远程医疗系统的要素,基于上述模型开发调查问卷并回收有效问卷 325 份,经验证性因子分析与假设检验以后,得出:技术特征通过影响努力期望与任务技术适配,进一步影响患者的使用意向,绩效期望与社会影响同样对患者的行为意向有显著正向影响。

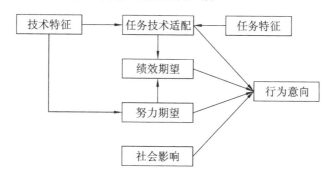

图 1.7　TTF 与 UTAUT 模型

　　上述研究表明,行为学理论模型可以较好地解释医疗行为中的心理因素影响机制,相关理论模型也成为理论研究热点问题。

四、医疗服务能力优化

　　近年来,医疗服务能力优化问题是国内外健康政策与医疗运作管理领域的研究热点,主要包括宏观层面和微观层面。宏观层面主要围绕公共卫生政策展开,包括医疗改革整体制度设计、区域医疗资源整合利用策略等;而微观层面大多集中围绕医院内某一关键医疗资源调度优化和排班利用,如手术室、放射科、医护人员等。

宏观层面研究主要考虑医疗行业和其他行业所占国家资源的比例,包括政府公共卫生支出和医保支付比例等。Kleiman(1974)和 Newhouse(1977)是研究人均卫生支出和人均收入、国内生产总值(GDP)关系的开创者,后者提出工业化国家的人均卫生支出主要由人均收入或 GDP 决定。在大多数国家的政府预算中,卫生支出优先级不高,政府将责任放在私营部门和捐助者身上,以填补空白。在 1980—2013 年这一期间,欧洲的平均卫生支出(占 GDP 的百分比)比英国同期水平高出 19%。虽然英国国民健康服务体系(NHS)是一个相对精简的医疗保健系统,但由于资金水平较低,它通常被认为处于危机点。通过分析泌尿科医生的医疗保险利用和支付的可变性,来评估标准化服务利用的潜在成本节约。利用比较静态分析和时间序列分析法,关于卫生支出规模的研究结论表明:我国政府卫生支出已初具规模,卫生医疗系统的深层次问题不可能简单地通过增加政府投入规模实现,需要把政策的重点转向"管理的有效和投入的公平"。运用 Grossman 理论的扩展模型和顺序概率回归方法,分析公共卫生、基本医疗服务可及性和新农合对居民健康的影响,结论支持政府将对农村卫生支出的重点投向基层医疗服务和公共卫生的发展策略。区域协同研究主要考虑如何将医疗资源相对均衡配置,措施包括远程医疗、医联体、分级诊疗等。

单个医院或医疗单元层面的微观研究,主要考虑将医院内的关键医疗资源合理分配给不同病情的患者,在医疗费用最小化的目标下,实现患者对单一或组合医疗服务需求。开发基于多智能体系统(multi-agent system,MAS)的可扩展和可持续的调度系统,以缩短患者在医院的停留时间,并根据医疗工作流程和可用资源计划时间表,构建基于 Petri 网的工作流模型和协同分布式问题求解算法。考虑联合手术室(hybrid operation room,HOR)计划和高级调度,即在一周计划范围内确定手术室时间块到专科的分配以及在每个时间块内要安排的患者子集,提出 0-1 线性规划模型,优化患者效用(减少等待时间成本)和医院效用(降低手术计划所需的住院床数量)。患者入院时间安排(patient admission schedule,PAS)问题是组合优化问题,其中选择性患者在其住院期间被自动分配到床,不仅考虑医疗需要,而且考虑患者偏好。基于此,提出了两种基于混合整数规划(mixed integer programming,MIP)的启发式方法,即修复(fix)和放松(relax)(F&R)算法、修复(fix)和优化(optimize)(F&O)算法;F&R 启发式生成快速解决方案被用作 F&O 启发式输入,并在迭代性质上得到改进。

采用有限时域马尔可夫决策过程(Markov decision process,MDP)来优化医疗诊断设备的服务调度,通过确保设备利用率和医院收益来提高患者满意度。

评估急诊科(emergency department,ED)历史患者到达率的时间模式,以确定急症护理区和快速诊所的适当班次时间表,通过使用优化计划模型使医生生产力与患者到达率保持一致。通过引入鼓·缓冲·绳子调度方法(drum-buffer-rope,DBR)来分析哪种类型的医疗资源成为优化手术室调度的瓶颈资源,使用蒙特卡罗模拟,并建立随机医学资源的动态配置调度算法。

从宏观到微观的服务能力优化是医疗运作管理领域的热点问题,已有的文献明确了医疗服务能力设置的基本原则和日程优化模型。但慢性病患者需要包括从急救到康复的全流程医疗服务,医疗需求具有个体随机性和群体不确定性的特征,所以以患者全生命周期健康效用最大化和医疗服务能力利用率最大化为目标,构建分期与综合决策方法体系,具有明确的研究意义。

综合以上文献,大量研究成果已经证明医疗服务资源协调管理具有明确的研究价值和现实意义,并呈现出行为经济学、管理学和社会学等多学科融合的发展趋势。然而,互联网背景下的个性化医疗需求大量出现,依靠静态医疗服务资源配置和单边管理手段,并不能有效地提高医疗服务资源配置利用效率和公平性。医疗服务资源复杂系统的动态协调管理,需要在动态配置运作机理、患者就医行为、动态访问机制和自适应控制等方面开展更深入的系统管理研究。近年来,随着管理科学与系统科学的融合发展,行为科学、协调理论、决策理论和资源配置理论等理论方法创新出现,为医疗服务资源动态协调管理提供了基本的理论研究方法。

第三节　本书研究思路与框架

本书基于患者就医行为规律,深入讨论医患关系的发展沿革,从儿童疫苗接种行为、疫苗危机引发的就医行为、老年人选择家庭医生影响因素、老年人远程医疗接纳行为、多级医药库存控制和分级诊疗体系匹配与优化等方面展开研究,逻辑关系见图1.8。

① 绪论。我国医疗服务资源供给总量显著增加,但因资源利用率不高,医疗体制改革进入攻坚期。基于这样的背景,分析有关患者就医行为的医疗服务资源动态配置的意义,结合国内外研究现状,提炼出当前研究的重要价值。

② 中国医患关系分析。探讨我国1949—2016年不同时期卫生政策决策与医患关系的变化。采用系统的方法分析中国医改的发展阶段和医患关系。根据现有文献和统计资料,对我国卫生政策中存在的5个问题和医患关系的3个方面进行分类,探讨我国卫生政策现状的原因和今后的政策建议。

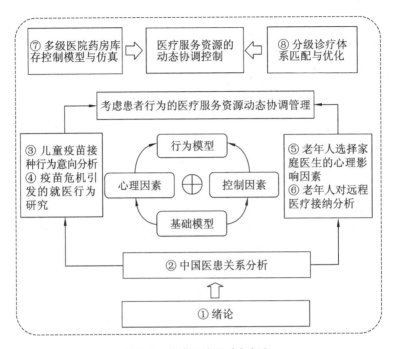

图 1.8　本书研究思路与框架

③ 父母对儿童疫苗接种的行为意向分析。疫苗接种可保护儿童免受传染病的侵害,并可减少其患上哮喘、肺心病和慢性支气管炎等的可能性。父母的行为意向在儿童疫苗接种中起着关键作用。本书观察哪些因素将影响父母对儿童疫苗接种的态度和行为意向。采用改进 TPB 模型,讨论中国父母对儿童疫苗接种的意向的影响因素,包括心理学变量和人口统计学变量;从知识、态度、实践(knowledge、attitude、practice,KAP)3 个角度对计划行为理论进行拓展,形成改进的 TPB 模型,分析中国父母对于儿童接种 HPV 疫苗的影响因素。

④ 疫苗危机引发的就医行为研究。针对 2018 年 7 月长春长生生物科技公司疫苗造假事件,从两个方面分析中国公众对疫苗危机的反应。一是利用大数据分析技术探索公众在社交媒体上的反应;二是利用网络调查找出公众反应的心理影响机制。为了全面评估社会媒体对疫苗危机的反应,本书使用互联网舆情监测分析系统,对微信朋友圈、新浪微博、网络新闻和百度搜索索引 4 种媒体的数据进行分析。另外,还对中国网民进行了在线横断面调查,探讨心理因素之间的结构性影响。

⑤ 老年人选择家庭医生的心理影响机制。家庭医生可以在第一时间为患者进行诊断并提供精准治疗,减少医院医生工作量,从而显著提高医疗资源利用

率。家庭医生在分级诊疗体系建设中扮演着重要的角色。采用 UTAUT 理论框架,以绩效期望、努力期望、社会影响、促进条件、信任、满意、感知效用 7 个心理因素为研究对象,分析影响中国老年人采用家庭医生的行为规律以及各变量的中介效应与调节效应。以华中地区 7 个城市的 646 个样本数据为有效研究对象,对其进行实证研究。实证研究可以促使决策者更好地理解老年人的心理感知和行为意向。

⑥ 老年人对远程医疗的接纳行为。借助远程信息诊断和大数据技术,医生的治疗方案将变得更加科学合理;与此同时,精准医疗和预约系统也有助于控制不断增加的医疗成本。远程医疗带来了显著的效益,包括医疗质量的提高、效率的提高和成本的控制,特别是对慢性病患者和老年人。我国是第二大远程医疗系统投资国,但老年人对该技术的接受度和行为意向仍然较低。本书采用综合模型,研究老年人对于远程医疗接纳行为规律,方法是基于一个扩展的技术接受模型(TAM),从老年患者的角度解释决定使用远程医疗系统行为意向的微观机制。

⑦ 精确控制医院药房库存是医院的重要保证。考虑医院药房多层次药品库存控制的最优库存策略,并采用建模仿真技术和智能优化技术。针对分级诊疗中的多级医疗机构库存协同控制问题建模,并采用粒子群优化算法进行智能优化。

⑧ 分级诊疗体系匹配与优化。在我国,综合性医院占医疗资源的 10%,治疗患者占 86%。这会导致这些医院的卫生服务能力变得不足和枯竭,即使其他医院的资源闲置。以往的研究表明,如果缺乏稳定有效的匹配,散射资源系统将导致严重的不平衡。建立科学有序的分级诊疗制度,是提高医疗卫生资源利用效率、降低医疗费用的重要途径。针对分级诊疗系统中的双边匹配问题,开发基于多场景的匹配决策方法,可有效地稳定这些医疗资源,使之得到充分的利用和合理的配置。

15

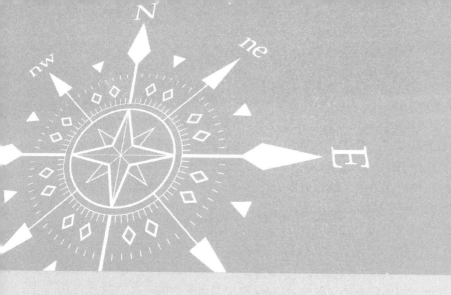

第二章　中国医疗政策与医患关系分析
分析

在人口众多的中国,医疗问题是政府最重要的问题之一。新中国成立以来,中国政府致力于提高中国人民的医疗保障水平,承诺到 2020 年为全体公民提供负担得起、公平的基本医疗保障。中国的医疗卫生主要存在两个焦点,引起全世界的关注:一是医疗卫生方面取得的巨大进步;二是医患矛盾问题日益尖锐。

近几十年来,中国在卫生保健方面取得了显著的进步。中国人口平均预期寿命从 35.2 岁(1949 年)增加到 76.1 岁(2016 年),孕产妇死亡率从百万分之 108.8(1949 年)下降到百万分之 2.1(2016 年),婴儿死亡率从 21.6%(1949 年)下降到 0.8%(2016 年)①。这 3 个关键指标明显优于联合国千年发展目标。中国的医疗保健实践对其他国家有重要的借鉴意义。由于中国的医疗制度完全由政府管理,90% 以上的医院是公立医院,医疗保险受到国家资助。在中国公共卫生体系建设中,卫生政策是必不可少的。因此,可以通过描述中国医疗政策在不同时期的阶段特征,来总结医疗卫生系统建设的经验。

世界各国关注的另一个焦点是中国的医患矛盾。在大多数国家,医患关系良好。一方面,医生恪守职业道德救治患者;另一方面,患者真诚信任医生的治疗方案,对其持宽容态度。然而,近年来我国医患关系日趋紧张,恶性伤医案件频频见诸报端。医疗纠纷案件中,73.5% 的患者及其亲属采取了过激行为,导致医院设备损坏(45.2%),医疗人员受伤(35.4%),患者及其亲属则被拘留或拒绝支付医疗费用(90.5%)。

医患矛盾中,恶性冲突非常多见。例如:2013 年 10 月 25 日,温岭市第一人民医院,患者连某某持刀行凶,导致 3 名门诊医生被刺伤,高级主治医师王某某死亡(2015 年 5 月 25 日,凶手被处决);2016 年 5 月 18 日,湖南省邵东市人民医院耳鼻喉科医生王某被患者家属袭击致死;2019 年 12 月 24 日,北京民航总医院,患者家属孙某某拿着事先准备好的尖刀,扎刺医生杨某颈部,导致杨某死亡。此类事件频发,导致中国医患关系变得非常脆弱,医患之间缺乏必要的信任。

据中华人民共和国国家卫生和计划生育委员会(2001—2016)统计,医患冲突事件数从 4914 起增加到 20833 起,造成的损失包括:2001 年 1807 名医护人员受伤,2016 年受伤人员增加到 8537 人;2001 年医院财产损失 5410 万元(820 万美元),2016 年增加到 3.047 亿元(4350 万美元)。根据中国医院协会 2016 年对全国 326 家医院的调查显示,2015 年 98.4% 的医院存在医疗纠纷,综合医院平均每年发生纠纷 11.6 起,值得注意的是,25% 的综合医院平均每年发生纠纷 30 起以上。为了处理医疗纠纷,医院将总收入的 5.9% 左右用于赔偿。2015 年,被调查的 326 家医院的赔偿总额超过 42 亿元(6.046 亿美元),平均每家医

---

① 数据来源:国家人口与健康科学数据共享平台;中国疾病预防控制中心。

院为 1290 万元(180 万美元)。

中国的卫生政策可以根据时间划分为 3 个阶段,与此同时,中国医患关系也可以分为 3 个阶段。这是巧合还是必然? 本书试图描述中国卫生政策与医患关系的演变之间的相互关系。

第一节　中国卫生政策发展

一、中国医疗政策改革进程简述

从 1949 年到 2016 年这 67 年来,中国医疗政策经历了 3 个截然不同的阶段:第一阶段为 1949　1977 年,医疗服务免费,公共福利水平低,医疗发展水平较低;第二阶段是 1978—2002 年,医疗行业市场化运作,中国政府医疗支出大幅减少,患者个人支出大幅增加(患者难以承受),医疗技术快速发展;第三阶段是 2003—2016 年,医疗行业逐步由市场性向福利性转变,由患者个人承担的医疗支出依旧居高不下,医患矛盾增多。总体而言,中国医疗卫生事业的发展取得了举世瞩目的成就,其医疗改革可分为 3 个阶段[①]。

第一阶段(1949—1977):**免费医疗,福利性低,技术水平低**。

新中国成立伊始,预防性医疗发展缓慢[②]。为了改变这种状况,中国政府有条不紊地建立了惠及城市居民与农村居民的公共医疗体系:首先建立劳动医疗保险体系,随后建立完善的社会医疗体系。新中国公共医疗卫生体系由政府投资和规划,具有技术水平低、覆盖率广的特点,迅速提高了人民群众的健康水平。中国的做法引起了世界卫生组织的关注,世界卫生组织在《世界卫生报告(1982)》中指出:毛泽东倡导建立"中国公共医疗卫生模式",以最低的成本实现最高的覆盖率,满足了中国人民的基本医疗需求。中国的医疗卫生模式,特别是农村合作医疗制度,是发展中国家医疗体系建设中独特而成功的模式。表 2.1 显示了这一阶段的关键事件。

但是,第一阶段存在 3 个主要问题。第一,缺乏竞争,医疗技术水平低导致某些严重疾病得不到治疗。第二,由于缺乏医疗资金,难以确保医疗系统建设的

① Zhou M, Zhao L D, Campy K S, et al. Changing of China's health policy and Doctor-Patient relationship:1949-2016[J]. Health Policy and Technology, 2017, 6(3):358-367.

② Xu Y, Wang L, He J, et al. Prevalence and control of diabetes in Chinese adults[J]. Jama, 2013, 310(9):948-959.

可持续性。第三,这种医疗政策缺乏公平性①,城乡居民的医疗卫生政策以及其享受到的医疗服务存在明显差异。

表 2.1　中国医疗改革第一阶段主要事件(1949—1977)

阶段	1949—1954	1955—1960	1960—1965	1966—1977
政策目标	探索建立我国基本医疗保障制度	控制不断增长的医疗保健支出	推进农村合作医疗	实现城乡医疗保障制度普遍覆盖
主要政策	城市免费医疗、劳动医疗、农村合作医疗	合理使用药物,节省日益增加的卫生资金	医疗服务关注农村地区	加强农村合作医疗推进,控制城市医疗卫生负担
政策特征	政府主导的福利医疗	减少浪费,控制成本	以村为管理单位,实施农村合作医疗	严格转诊程序,限制报销药品范围
覆盖范围	覆盖75%的城市人口,覆盖60%的农村人口,基本实现免费医疗	覆盖80%的城市人口,覆盖65%的农村人口,部分医疗产品需要私人购买	中国农村组织合作医疗的比例迅速提高,从1958年的10%上升到1960年的32%,1962年上升到46%	1976年,农村合作医疗制度覆盖93%的农村,覆盖85%的农村人口;城市医疗保险覆盖人口约80%,个人支付比例约为15%

第二阶段(1978—2002):**市场化经营,患者难以负担,医疗技术水平迅速提高。**

虽然第一阶段的免费医疗模式合乎当时实际情况,但仍然存在两个主要矛盾:投资不足和过度浪费。政府对医疗的投入不足,导致资源供给不足,农村居民不能享有城镇居民所享受到的医疗保险制度;在享受医保报销的人群中,特别是全额报销的,存在医疗资源过度浪费现象。提高资源利用效率,减轻医疗费用负担,已成为我国第二阶段医改的主要目标。政府越来越重视医疗系统建设问题,从1978年到2002年,中国医院的数量从9293所增加到17764所;医疗技术人员也从3105572人增加到5242334人。

---

① Phillips M R, Zhang J, Shi Q, et al. Prevalence, treatment, and associated disability of mental disorders in four provinces in China during 2001-05: An epidemiological survey[J]. The Lancet, 2009, 373(9680):2041-2053.

在第二阶段,有 3 个主要问题。首先,政府把医院当作私营企业来对待,公益性逐渐弱化。过度的市场竞争导致政府卫生投入逐渐减少,基本公共卫生服务质量和可及性也有所下降。其次,城乡卫生体系建设差距扩大。最后,中国政府推出的医疗政策以"减少投资,以药品销售收入作为医疗建设资金来源,医疗保险限额报销",导致患者医疗费用迅速增加,人均门诊和住院护理费用以每年约 14% 的速度增长。1993 年,人均门诊和住院费用分别为 21.5 元(3.1 美元)和 933.4 元(133.3 美元),2002 年分别增至 99.6 元(14.2 美元)和 3597.7 元(514.1 美元)。表 2.2 显示了这一阶段的主要事件。

表 2.2　中国医疗改革第二阶段主要事件(1978—2002)

阶段	1978—1984	1985—1992	1992—2002
政策目标	医疗市场化,显著减少政府支出	卫生体制改革全面展开,推进市场化	政府对医疗工业的投资降至最低限度
主要政策	医疗机构尝试进行业务管理	医院承包责任,自筹资金,政府投资;增加私人医疗;增加医疗服务收费;预防性医疗居民付费	各医疗机构合并,组建医疗服务集团;医疗服务价格取消监管,医疗机构作为私营部门纳税
政策特征	政府没有投资,医疗资源受市场调节	补充医疗服务,药品销售收入填补医疗资金短缺	医疗保险、医疗服务和药品配送协调
覆盖范围	覆盖 55% 的城市人口,覆盖 30% 的农村人口	城市人口的医疗费用其自费比例超过 80%,农村人口全额自付医疗费用	所有医疗费用需要自己先支付(即使有医疗保险);城镇居民的养老保险报销比例不高于 60%,农村比例低于 40%

第三阶段(2003—2016):以福利为导向,成本高,冲突尖锐。

2003 年,重症急性呼吸综合征(SARS)爆发,暴露了中国公共卫生的严重问题,使得人们深刻反思现行的医疗政策。政府应该为医疗行业分配更多的资金,支持并引导医疗行业的发展。表 2.3 显示了这一阶段的关键事件。

表 2.3 中国医疗改革第三阶段重要事件(2003—2016)

阶段	2003—2009	2009—2012	2012—2016
政策目标	实现普遍基本医疗服务,并显著改善居民健康	建立健全覆盖城乡居民的基本卫生保健制度,为人民群众提供安全、有效、方便、价廉的医疗服务	建立基本医疗保障制度,完善多层次医疗保障体系
主要政策	建立覆盖城乡居民的公共卫生服务体系	投资 8500 亿元(约1250 亿美元)启动新一轮医疗改革,建立全民医保体系;加强医疗服务的福利定位	完善基本药物制度,增加基层医疗机构,推进公立医院改革;优化医疗资源配置,发展家庭医生;完善药品流通体系,加强药品监管
政策特征	明确医疗产品和服务的公共定位	医疗卫生决策的覆盖面和公平性已成为主题	建立全民保健体系;使用健康保险支付高额医疗费用
覆盖范围	重病难以治疗,因病贫困现象更加普遍;个人支出在卫生总支出中从 60% 下降到 35%	城镇居民基本医疗保险和新型农村合作医疗参保率提高到 90%	新型农村合作医疗参保比例约为 95%,参保人数 8.35 亿,人均筹资水平由30 元(4.6 美元)提高到150 元(22.7 美元)

中国在医疗系统建设方面取得了巨大进步:医保全民覆盖、城乡医疗快速发展、医疗水平迅速提高。截至 2016 年年底,中国注册医院总数为 993216 家;公立医院(包括政府拥有的大型综合医院)29131 家,社区医院(包括政府设立的社区卫生院和私立医院)931370 家,疾控中心 3484 家;床位总数为 7474223 张,执业(助理)医师人数为 320 万,注册护士为 350 万。2016 年,中国卫生总支出为41235 亿元。其中,政府支付 13154 亿元(31.9%),医疗保险支付 16164 亿元(39.2%),个人支付 11917 亿元(28.9%)。人均卫生支出总额为 3171.9 元,卫生支出总额占国内生产总值的 5.5%[①]。

尽管中国政府在医疗领域投入巨资,但新医改仍面临诸多挑战。一是政府对卫生事业的投入仍然不足,公立医院仍依靠药品和设备销售获取利润,医院的盈利模式没有根本性改变,药品价格持续上涨。二是由于我国医疗保险覆盖面

---

① 资料来源:中华人民共和国国家卫生和计划生育委员会统计信息中心。

广,医疗保险基金面临巨大压力。在公共卫生医疗保险制度的框架内,参保人只需要有限的保险费用(约占收入的 2%)就可以报销医疗费用的 80%。显然,公共卫生医疗保险制度的收入是十分有限的,但医疗费用报销数额巨大。收入与支出之间存在着巨大的差距,这就造成了医疗保险管理方面的诸多矛盾。

另外,在医疗服务资源配置上,大型综合医院拥有大批技术精湛的医生和护士、先进的医疗设备,治愈率较高,而且大型综合医院的医疗费用报销比例高于社区医院。导致患者宁愿花费大量时间在大型医院等待,也不愿意去社区医院接受治疗。这种情况进一步加剧了"看病难、看病贵"问题,引起公众的不满。总体而言,政府投资不足、医疗保险报销率低、医疗资源配置不合理等,造成了医疗成本高、公平性欠缺、医疗保障不足等严重问题。

二、当前中国卫生政策的五大问题

1. 个人担负的医疗费用增加

如上所述,医疗投资明显不足,对很多中国家庭而言,医疗费用越来越难以负担。在身患癌症、心脏病等危重病后,很多家庭因看病而陷入贫困,只有少数家庭能够负担大病的治疗费用。2016 年,中国居民自费支付的医疗费用部分达到 13154 亿元(1879 亿美元),与 1990 年 267 亿元(38 亿美元)相比,复合年增长率为 16.9%,远高于人均收入增长率。

2. 医疗资源与公共卫生服务资源配置不均衡

先进的医疗设备和熟练的医生集中在发达城市的大型综合医院,农村医院只能治疗常见病。在中国,只有 1.3% 的医疗机构是公立医院,但它们提供了 1/3 以上的医疗服务。据中国卫生和计划生育委员会调查,2016 年,医院病床利用率为 86.8%,不同类型医疗服务的床位利用率不同:三级医院床位利用率高达 99.1%,基层卫生院病床利用率低于 60%。

3. 医院和医生收入不足,使得其寻求非法回扣

Medscape 发布的《2015 年美国医生薪酬报告》显示:专科医生的平均收入为 284000 美元,初级保健医生(primary care physician,PCP)为 195000 美元。相比之下,根据中华医学会的调查:中国专家的平均收入为 7.7 万元(11846 美元),仅为美国同行的 4.2%。长期以来,我国医疗服务收费标准是由政府价格管理部门制定的,医疗服务收费标准极低,如医疗费用一般只有 15.2 元(2.3 美元)。药品回扣是医院与医生收入不可或缺的来源,占医院总收入的 40% 以上,约占医生收入的 40%~75%[1]。

---

① 数据来源:医学科技发展中心、国家卫生与计划生育委员会。

4. 过度医疗在中国普遍存在

过度医疗包括主动行为和被动行为。在主动过度医疗中,医生为了获得更多的药品回扣而对患者过度使用药物;在被动过度治疗中,医生使用过量药物,以避免治疗风险。对于过度的药物治疗,医生的动机是难以捉摸的,但结果都导致了患者支付的医疗费用与治疗效果不成正比。

5. 媒体的不实报道

有些媒体过分夸大医疗事件报道,把重点放在医生接受药品回扣、乱开处方上,几乎没有对医疗政策效果进行积极正面的宣传。这些报道并不完全属实,严重损害了医院、医生的形象,进一步加深了患者及其亲属和医院、医生之间的不信任。

随着上述 5 个问题的不断发展和演变,我国医患矛盾加深。

第二节 中国医患关系发展阶段与原因

一、医患关系发展的 3 个阶段

与中国的医疗政策类似,中国的医患关系可以分为 3 个阶段:第一阶段是1949—1977 年,患者相信医生及其所有治疗方案;第二阶段是 1978—2008 年,患者不再完全相信医生,一些患者有过激行为伤害医生;第三阶段是 2009—2016 年,中国政府投入巨资实施"新医改",但医患关系却变得脆弱。

第一阶段(1949—1977):**患者完全信任医生**。

中国传统文化强调,医生必须把"救人"作为从业者的根本原则,医生要"爱心博爱",医生的自律准则包括:拯救世界每一个人;以患者为家属;提高医疗技能,同时提高医德医风。医生对待患者就像对待自己的家人一样;患者对医生同样非常尊重,中国人民称医生为"白衣天使"、"最可爱的人",医患关系非常融洽。受中国传统文化的影响,此阶段的医患关系是非常和谐的。

第二阶段(1978—2008):**患者并不完全相信医生,有些患者甚至暴力伤医**。

由于医疗费用持续快速上涨,过度医疗频繁发生,患者不再完全相信医生和医院。在发生医疗事故时,一些患者出现暴力行为。另外,媒体的报道过于夸张,导致"破窗效应",使患者对医院和医生不信任的现象更为广泛,因此,医生必须小心防范。为了降低医疗过程中的风险,医生倾向于更多地使用保护性治疗方案,如开出各种 X 光检查和高剂量处方,以减轻其责任。这进一步增加了治疗成本,医生和患者之间的误解随之加深。自 2003 年以来,在中国很多医院,医生临床开出的医疗检查大幅度增加,如心电图、X 光、血液检查、B 超、CT、MRI 等,有些不必要的检查大大增加了治疗费用。这一阶段的医患关系日趋尖锐,医疗纠纷不断发生,加之政府缺乏适当的处理措施,使情况越来越难以控制。中国医疗体制改革迫在眉睫。

第三阶段(2009—2016):**中国政府在"新医改"中投入了大量资金,但医患关系却变得脆弱。**

2009 年以来,"药价超高"、"过度治疗"等事件频频见诸电视、报纸和网络。这些报道也严重影响了医患之间的信任。暴力伤医事件迅速增加,医生的人身安全得不到保障,一些医院不得不配备数百名安保人员。恶劣的医疗执业环境和低收入使得一部分优秀的学生不愿进入医学院就读,医学院毕业生不愿从事医生工作,甚至部分医生转向其他职业,致使医生数量持续下降。

如图 2.1 所示,从 2008 年至 2014 年,门诊患者和医患纠纷案例数量均快速增长,2015 年均有所下降。例如,2014 年门诊患者人数为 78.5 亿人次,医患纠纷案例攀升至 115.2 万例。

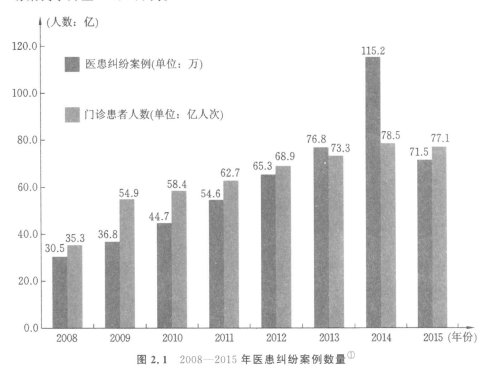

图 2.1　2008—2015 年医患纠纷案例数量[①]

---

① 数据来源:中华人民共和国公共卫生科学数据中心,2017 年整理。

二、医患关系变化的驱动因素

我国医患关系已成为一个严重的社会问题,它主要涉及 3 个方面:医生(医院)、患者和政府。

在市场化运作的背景下,医生(医院)不得不追求经济利益,而忽视了对患者的人文关怀。在改革方案实施之前,我国公立医院的收入主要来自医疗服务收入、药品收入和政府补贴等。由于政府投资不足,公立医院 90% 的营运费用来自医疗服务收费。患者集中在综合医院,导致医生经常加班,医院的医疗服务水平下降。虽然大型综合性医院的医师数量、床位数量、资产总额等卫生资源快速增长,但是社区医疗机构并没有显著增长。85% 以上的危重患者在三级医院接受治疗,大型综合性医院的医生日门诊量是社区医院的 20 倍以上。医生担心医疗纠纷,多采用保守治疗方法,这导致了额外的检查和不必要的费用的增加。2013 年,深圳市对 504 名执业医师进行了随机调查。调查显示,超过 80% 的医生采取开具不必要的医疗检查、药物来规避责任。中国的卫生政策导致中国医院普遍存在过度医疗现象。此外,也有少数医生职业道德缺失。医疗服务市场的利益不平衡性、信息不对称性、医疗服务不确定性等,使医生陷入作为患者代理人的道德风险。

在支付了高昂的医疗费用后,患者有很高的期望,他们错误地认为"最好的"医生和"最好的"药物可以治愈所有的疾病,而事实并非如此;只有在严重的情况下,患者才愿意去看医生,未及时就医也会导致治疗费用的显著增加。根据调查,84% 的被调查者认为医生"有义务"治愈患者的疾病。良好的医患交流将改善医院的服务质量,构建和谐的医患关系就显得尤为重要。大多数患者将医疗服务视为"买卖"关系,而忽视了医患之间最重要的互信与合作。

公共医疗资源对所有国家都至关重要,其分配是一个重要问题。我国医疗资源配置不合理,导致医疗费用和等待时间过高。通过对 2009—2014 年真实数据的纵向比较,中国医疗人力资源主要分布在以提供治疗为重点的医院,特别是大型三甲医院。2014 年,62.5% 的卫生专业技术人员分布在各大型三甲医院;医疗卫生各媒体过度发表非中立报道,同时政府管理不力。新闻行业应该致力于真实报道,缓解紧张的医患关系。在我国医患关系的报道中,媒体普遍将患者视为弱势群体。在同情"弱者"思想感情的支配下,媒体几乎一边倒地陷入了一种心态:支持患者,谴责医院和医生。在报道过程中,许多媒体难以科学地分析和理性地解读,而过分关注患者及其家属的观点。这种报道模式严重影响了新闻报道的客观性和公正性。在"言论自由"的框架下,面对媒体的非中立报道,政府没有及时采取有效的措施予以解决。

政府在医疗保健方面的投资严重不足。2015 年,我国卫生总支出与我国收入、其他中等收入国家和高等收入国家相比,占国内生产总值的比重分别为 4.6％、7.7％、15.4％。我国卫生总投入仍有较大的增长需求。

第三节　中国护士短缺的根本原因分析

足够数量和合格质量的医护工作人员是保障人们健康的基本要素。自 2009 年以来,中国实施了"新医疗改革",取得了明显的成就:到 2017 年年底,中国已建立世界上规模最大的基本医疗保障网,覆盖率达 98％,惠及 13 亿人;80％以上的居民 15 分钟内能到达最近医疗点;中国居民人均预期寿命超过 76.3 岁,主要健康指标优于中高等收入国家平均水平。毫无疑问,中国的医护人员在"新医改"中扮演着重要的角色。

截至 2017 年年底,中国一共有卫生技术人员 891 万人,其中执业(助理)医师 335 万人,注册护士 379 万人。另外,中国有医院 3.0 万家,乡镇卫生院 94.0 万家。医疗卫生机构一共有床位 785 万张,其中医院 609 万张,乡镇卫生院 125 万张。全年总诊疗 81.0 亿人次,出院 2.4 亿人次。但是,近年来,中国医护人员短缺问题变得越来越严重。

根据 2018 年国家统计局公布的数据和 2017 年世界银行公布的数据,中国拥有世界上最多的护士和助产士——379 万人。但是,中国也是世界上人口最多的国家。每千人均护士数量只有 2.73 人,远远低于发达国家的平均水平,如美国(2014)为 8.76、日本(2015)为 11.46、德国(2015)为 13.51。至于护士和医师比例,情况更为严重:中国(2017)为 1.13,美国(2014)为 3.31,日本(2015)为 5.00,德国(2015)为 3.30,印度(2016)为 2.80(见表 2.4)。

表 2.4　各国医护资源数量概览表

指标	中国 (2017)	美国 (2014)	日本 (2015)	德国 (2015)	印度 (2016)
人口数量（百万）	1390.08	321.78	126.58	80.69	1324.17
病床数量（百万）	7.85	0.94	1.73	0.66	0.93
医生数量（百万）	3.35	0.85	0.29	0.33	0.94
护士及助产士数量（百万）	3.79	2.82	1.45	1.09	2.63
每千人均病床数量	5.65	2.91	13.70	8.20	0.70

续表

指标	中国 （2017）	美国 （2014）	日本 （2015）	德国 （2015）	印度 （2016）
每千人均医生数量	2.41	2.65	2.29	4.09	0.71
每千人均护士数量	2.73	8.76	11.46	13.51	1.99
护士和医生比例	1.13	3.31	5.00	3.30	2.80

中国在分娩高峰期和人口老龄化方面面临两大挑战,这两方面都将显著增加对护士的需求。从2016年1月1日起,中国正式实施"两孩"政策,取代已实施近40年的"一孩"政策。自实施两年"两孩"政策以来,中国新生儿人数大幅增加[1]。2016年和2017年,中国的出生人口为1786万和1723万,比政策实施前的年平均出生人数多142万和79万。2017年,中国每名0～14岁的儿童只有0.15名儿科护士。另外,中国的老年人已迅速增加至2.41亿人(2017年),预计到2020年将增至2.48亿人。根据世界卫生组织的建议,老年社会中每千人的护士人数不得少于8人。要达到这一标准,中国需要在3年内培养合格的护士和助产士733万人。显然,这是很难做到的,中国护士的短缺问题很明显。

在护士需求快速增长的同时,护理学院招生人数、护理学院毕业生就业意向、已在岗护士流失率,这些都并不乐观。根据中国教育部公布的数据,护理学专业本科的招生规模约为44000人（2016）、中职和专科的招生规模约为31000人（2016）,就业率约为85%。在就业意向方面,65.8%的护理专业毕业生从事临床的护理工作,有23.1%的被调查者从事与医疗相关的工作,如基础医学研究、医学管理、药品销售等,11.1%的被调查者并不在医疗行业工作[2]。

另外,根据国家卫计委统计数据,在岗的护士的平均离职率约为8.2%,离职人员中有12.6%不再从事护士工作。按照以上数据分析,中国的护士人数将不会有明显的增长。由于中国护理人员长期处于高强度工作环境,有75.4%的护士明确表示对护理工作产生厌倦感。

护理需求的快速增长和缓慢的合格护士增长数,这两个原因最终导致了中国护士短缺的严重局面。随着老龄化人口和新生儿的加速增长,这个问题将变得更加尖锐。因为中国的人口结构的变化已经不可避免,最明智的选择是减轻

---

① Zhou M, Zhao L, Campy K S, et al. Changing of China's health policy and Doctor-Patient relationship: 1949-2016[J]. Health Policy and Technology, 2017, 6(3):358-367.

② Zhou M, Zhao L, Kong N, et al. What Caused Seriously Shortage of Chinese Nurses? [J]. Iranian Journal of Public Health, 2018, 47(7):1065-1067.

护士的工作负荷和工作压力,以及明显提高护士的薪酬待遇。政府应该采取这些措施来吸引更多人从事护士工作,只有这样才能缓解这一即将到来的严峻现实。

第四节　主要结论

当今世界的医患矛盾无论是在数量上还是在严重程度上,都在增加。治疗效果的不确定性是医疗领域公认的问题,了解医生在不确定性面前如何做出决策非常重要。

这些挑战导致了更多的不确定性,在某些情况下对医生和患者都相当不利;学者们还提出了对不平等再现的担忧[①]。医疗供需存在矛盾,医生和患者都处在为难的境地,他们需要建立同情、相互理解的关系。比较美国和荷兰重症患者的亲属和护士感知的恐惧与死亡,医生和患者之间的关系可以显著改善患者的预后。由于宗教、文化、政治制度的不同,如美国、英国、德国和荷兰、巴基斯坦北部等,各国的医疗政策也大不相同。众所周知,医疗问题一直是美国总统竞选中争论的焦点之一,但毫无疑问,现有医疗体系在目前的形势下是不可持续的。英国国民健康服务体系是英国医疗服务的主要提供者,特别注意实现服务质量和医疗成本的平衡。为了提高医疗体系的效率,德国从 20 世纪 90 年代就开始在公共医疗体系中引入移动医疗服务提供商,让其与医院进行竞争。随着竞争的加剧,医患关系更加和谐。在巴基斯坦北部地区,产科发病率和死亡率与暴力、政治纷争有关,政府在卫生方面的优先事项是协调宗教冲突。

在医患关系中,医患之间的等待时间和互动质量非常重要。如前文所述,我国医院医患冲突日益频繁。在中国,当医生是有危险的,在某些情况下,医患纠纷急剧升级,导致医生受伤或致残,甚至死亡。中国公立医院的保守性医疗和过度处方是医患纠纷的两个重要原因。值得注意的是,更好的医院治疗环境可以加强患者和医生之间的信任,从而减少医患冲突。

我国医患矛盾激化,主要是由于其信任关系脆弱。然而,中国医患之间的信任为何消失?谁应该承担主要责任?归纳其原因,本书认为主要有 3 点。

首先,中国的医疗体系缺乏私人投资,且政府在医疗领域的投资严重不足。医疗资源供应不足,明显不能满足居民的健康需求,导致患者等待时间过长,医

---

① Yang J, Hong Y, Ma S. Impact of the new health care reform on hospital expenditure in China: A case study from a pilot city[J]. China Economic Review, 2016(39):1-14.

生治疗时间不够。患者及其亲属习惯于把医疗体系中所有的不合理都归咎于医院和医生。现实情况是,由于医疗资源的过度稀缺和患者的过度集中,即使所有医生夜以继日地为患者治病,仍然无法满足中国快速增长的医疗服务需求。患者抱怨医院服务效率低下,而医生极度疲劳,忙于应付越来越多的患者。

其次,媒体缺乏客观公正的宣传中国医院和医生,加深了患者的不信任和不满。为获得更广泛的阅读量及关注度,媒体倾向于报道具有"轰动"效应的新闻,而很多时候,这种新闻是负面的。在中国医疗领域内出现的大量积极的消息却不能引起媒体的报道。长此以往,公众对中国医疗改革所取得的伟大成就并没有深刻的印象,反而是对那些偶然发生的"负面新闻"记忆深刻。最终的结果是,患者对中国医疗体系的误会日渐加深。

最后,在中国目前的医疗政策下,即使已经实现医保全覆盖,公共医疗支出也是难以负担的。到 2016 年,中国已基本实现全民医保:城镇居民医保覆盖率为 100%,农村居民医保覆盖率在 96% 以上。即便如此,随着医疗费用总额的快速增长(尤其是药品价格的快速增长),患者在获得医保报销后应自费支付的费用仍在快速上升(在中国,医疗保险报销比例占治疗总费用的 60%～80%)。由于政府对医疗保险基金的投资有限,使得医疗保险基金难以维持收支平衡。为了打破这一困境,医保基金管理部门采取了"限定报销范围和金额"的政策,要求每家医院报销金额不得超过最高限额,而患者对此政策并不了解。为了避免超过医保的最高限额,医院必须提高患者自身的支出,或者拒绝需要使用医保报销的患者,这导致患者花费远超预期的费用治疗疾病。

随着经济技术的进步,人民生活水平稳步提高,公共卫生服务需求也逐步快速增长。医疗卫生政策是决定公共卫生服务数量和质量的重要因素,是医患关系的重要变量。缺乏投入和卫生资源、医疗保险基金畸形"报销"政策、"非中立"医疗新闻等,这些问题将导致医患关系更加紧张。

在制定未来的医疗政策时,政府应该在以下方面做出改变:加大对医疗领域的投入,改变医生和医院的收入结构,客观地报道医疗新闻,增加医疗保险报销的数额和范围,等等。只有这样,才能既满足人们对公共卫生服务的需求,又可以构建和谐的医患关系。

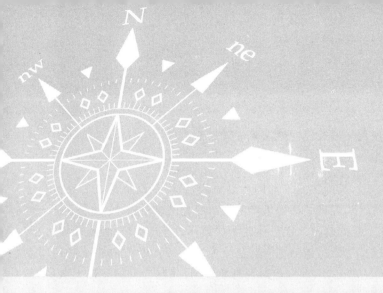

第三章 父母对儿童疫苗接种的行为意向分析

第一节 研究背景

新中国成立 70 多年来,我国大力推动的计划免疫,特别是改革开放后疫苗行业市场机制的引入与深化,促进了我国生产的疫苗品种迅速增加,疫苗产业进入高速发展期,至 2013 年我国疫苗产能已达到全球第一。计划免疫(免疫规划)实施 40 多年来,我国根除了天花,消除了脊髓灰质炎,麻疹、百日咳、白喉 4 种传染病总发病率下降了 99% 以上,乙型肝炎得到有效控制,共减少发病 3 亿人次,减少死亡人数 400 万人,减少住院人数 400 万人,减少住院费用 400 多亿元。我国疫苗事业取得了世界瞩目的巨大成就。

疫苗接种可有效地保护儿童免受传染病的侵害,并可减少其患上哮喘、肺心病和慢性支气管炎等的可能性。世界卫生组织(WHO)称,疫苗接种每年可减少 200 万至 300 万人死亡。疫苗接种是非常有必要的。然而,世界上仍有许多人没有注射必要的疫苗,其中包括许多儿童(如 1940 万儿童没有得到世界卫生组织报告中的卡介苗和百白破)。在资源匮乏的国家,不接种疫苗的主要原因是缺乏必要的卫生保健系统和基础设施,而工业化国家疫苗接种是在自愿基础上提供的,因此不接种疫苗通常是由于疏忽和无知[①]。

许多工业化国家积极努力促进儿童疫苗接种。在中国,接种疫苗被作为小学注册的必备要求,包括 HBV(hepatitis B virus,乙型肝炎病毒)、MR(麻风疫苗)、BCG(bacillus Calmette-Guérin,卡介苗)、OPV(oral poliomyelitis vaccine,脊髓灰质炎减毒活疫苗)、DPT(diphtheria,pertussis,tetanus mixed vaccine,白喉、百日咳、破伤风混合疫苗,即百白破混合疫苗)、MMR(measles,mumps,rubella,麻腮风联合疫苗)等十几种疫苗。在美国,疫苗接种计划是由免疫实践咨询委员会(ACIP)和疾病控制与预防中心(CDC)制定的。英国已经成立了疫苗接种和免疫联合委员会,以提高疫苗接种率。尽管中国的儿童疫苗注射费用低廉,许多家庭都能够承受且容易获得,但仍有相当一部分儿童没有注射必要的疫苗。成功实现疫苗接种全覆盖的关键在于改变父母对疫苗有效性和接种需求的看法,即父母的行为意向。

以往的研究已经确定了提高儿童免疫接种率的潜在障碍,包括疫苗接种成

---

① Zhou M, Zhao L D, Kong N, et al. Predicting behavioral intentions to children vaccination among Chinese parents: An extended TPB model[J]. Human Vaccines & Immunotherapeutics, 2018, 14 (11):2748-2754.

本、疫苗知识或对疫苗的误解、接种距离和等待时间、儿童和家长对疫苗的接受程度，并且已经提出了减少这些障碍的策略，包括减少家庭的疫苗接种费用、对家长进行疫苗接种必要性的科普来改善其态度、提高疫苗安全性来降低家长对疫苗的担忧，并在学校或社区医院提供高质量的疫苗接种服务等。

研究表明，父母的接受程度和态度是儿童免疫接种的重要决定因素。研究表明，父母拒绝给孩子接种流感疫苗的主要原因是感知到障碍，包括对疫苗的有效性以及副作用的担忧。影响青春期女孩接种 HPV 疫苗的主要原因是家长对 HPV（人乳头瘤病毒）的认识不足，认为接种 HPV 疫苗会导致不当的性行为。特别要提出的是，父母对 MMR 疫苗的误解导致英国儿童的疫苗接种率低于90%。研究表明，对于儿童流感嗜血杆菌疫苗接种而言，父母的感知有用性和安全性是儿童感染该疾病的重要影响因素。关于父母态度在影响儿童接种疫苗方面的作用，特别是多种心理因素的综合影响方面，资料有限。决策心理学模型已经成功地应用于年轻人的减肥和戒烟研究中[1]。但是，父母态度（特别是多种心理因素的综合作用下）对儿童疫苗接种行为的影响，相关研究十分有限。

本书的目的是利用改进的 TPB 模型（计划行为理论）来分析父母对儿童接种疫苗的行为意向。在实证研究的基础上，本书采用结构方程分析方法，对居住在中国的父母的多种心理因素进行分析：一是家长对儿童免疫服务的认知；二是接种或打算让儿童接种建议的疫苗的理由；三是多心理因素的交互作用；四是改进的 TPB 模型（计划行为理论）的有效性。

第二节　改进的 TPB 模型父母对儿童接种行为意向研究

一、研究方法

本书采用改进的 TPB 模型，使该理论更适合研究父母对儿童疫苗接种的行为意向（见图 3.1）。

原本的 TPB 模型更注重外部因素对行为意向的影响，而忽略了内部因素。为了弥补这一不足，本书在 TPB 模型中加入了对服务质量的感知。疫苗接种服务质量（VSQ）作为内部因素，疫苗接种推广（VAP）和公众舆论（PUO）作为外

---

① Little T D, Cunningham W A, Shahar G, et al. To parcel or not to parcel: Exploring the question, weighing the merits[J]. Structural equation modeling, 2002, 9(2):151-173.

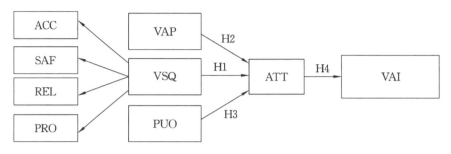

图 3.1　改进的 TPB 模型

注：可获得性（accessibility，ACC）、安全性（safety，SAF）、可靠性（reliability，REL）、专业性（professional，PRO）、疫苗接种推广（vaccination promotion，VAP）、疫苗接种服务质量（vaccination service quality，VSQ）、公众舆论（public opinion，PUO）、态度（attitude，ATT）、行为意向（vaccination adopting intention，VAI）。

部因素共同影响态度（ATT），ATT 决定父母对儿童疫苗接种的行为意向（VAI）。可获得性（ACC）、安全性（SAF）、可靠性（REL）和专业性（PRO）影响疫苗接种服务质量（VSQ），形成了一个二阶结构[①]。本研究构建了以下假设。

H1 疫苗接种服务质量与父母对儿童接种疫苗的行为意向呈正相关。

H2 疫苗接种推广与父母对儿童接种疫苗的行为意向呈正相关。

H3 公众舆论与父母对儿童接种疫苗的行为意向呈正相关。

H4 态度与父母对儿童接种疫苗的行为意向呈正相关。

本书采用问卷调查法，将父母对儿童免疫行为意向进行评估，共分为 6 个部分，包括 30 个变量和 8 个社会人口学统计数据，所有变量均采用李克特 7 级量表进行测量。2016 年 11 月至 2017 年 12 月，研究人员向 5 家社区诊所和 7 家儿科医院发放了问卷。社区门诊分别分布在长沙市（2 家）、武汉市（2 家）、南京市（1 家），儿科医院也分别分布在长沙市（4 家）、武汉市（2 家）、南京市（1 家），这些城市都是中国中部、东部各省的省会城市。因为儿童在注射完疫苗或服药后至少要在候诊室等待 30 分钟，所以医护人员可以观察儿童是否有药物过敏等现象。在此期间，儿童的父母有空闲时间填写调查表。所有的调查都是匿名的。在发放的 462 份问卷中，回收有效问卷为 380 份（有效率达 82.25%）。

本次采用 SPSS 22.0 软件对样本进行描述性统计。值得一提的是，本书包含了家庭收入的统计数据。家庭月收入划分如下：低收入家庭 9000 元（约 1300 美元）以下，中等收入家庭 9000～27000 元（1300～3900 美元），高收入家庭

---

① Flores G. The impact of medical interpreter services on the quality of health care：A systematic review[J]. Medical care research and review，2005，62(3):255-299.

27000 元(约 3900 美元)以上。

　　数据分析采用 Cronbach's alpha 克隆巴赫系数、验证性因子分析 (confirmatory factor analysis,CFA)和结构方程模型。根据量表收集的数据,首先进行了 Cronbach's alpha 分析,以确定连续变量和有序分类变量的一致性,可接受的标准是 Cronbach's alpha 大于 0.7。对于 Cronbach's alpha 达到要求的构面,对其数据进行验证性因子分析。如果因子载荷大于 0.67,则应视为优良;而小于 0.45,则应视为不合格。平均方差提取值(average variance extracted, AVE)用于反映潜在变量解释和收敛效度,可接受的要求是大于 0.5。

　　选择一系列指标确定模型的拟合度,可接受的标准为:CHI/DF$<$3,$p<$0.05,NFI$>$0.9,IFI$>$0.9,RFI$>$0.9,TLI$>$0.9,CFI$>$0.9,GFI$>$0.9,AGFI$>$0.9,RMSEA$<$0.8。[1][2]

　　应用结构方程模型、极大似然法和自举法来检验理论假设[3]。以往许多文献根据 Baron 等(1986)的建议进行了研究,以确定中介效果,但是 Sobel 边缘检测算法检验的统计力较弱[4][5]。Ⅰ类误差与统计能力之间的最佳平衡是检验两种效应(包括干预变量的效应)的联合显著性。本书采用 Bootstrapping(自助法)和 Mackinnon PRODCLIN 2 技术检验中介效果,区分完全中介和部分中介。

二、实证结果

1. 样本描述

　　参与者的人口统计数据见表 3.1。本研究调查的女孩人数少于男孩,这一特点在社区诊所获得的调查数据中更加明显。大部分参与者年龄在 6 个月以下,达 226 人 (59.47%)。父母婚姻状况以已婚居多 (73.95%),父母离异则占

　　①　Mackinnon D P, Lockwood C M, Williams J. Confidence limits for the indirect effect: Distribution of the product and resampling methods[J]. Multivariate behavioral research, 2004, 39(1): 99-128.

　　②　Bollen K, Lennox R. Conventional wisdom on measurement: A structural equation perspective [J]. Psychological bulletin, 1991, 110(2):305.

　　③　Jarvis C B, Mackenzie S B, Podsakoff P M. A critical review of construct indicators and measurement model misspecification in marketing and consumer research[J]. Journal of consumer research, 2003, 30(2):199-218.

　　④　Baron R M, Kenny D A. The moderator-mediator variable distinction in social psychological research: Conceptual, strategic, and statistical considerations [J]. Journal of personality and social psychology, 1986, 51(6):1173.

　　⑤　Mackinnon D P, Lockwood C M, Hoffman J M, et al. A comparison of methods to test mediation and other intervening variable effects[J]. Psychological methods, 2002, 7(1):83.

比 26.05％。父母受教育水平方面,社区诊所的数据明显低于儿科医院。此外,
受访者的平均教育水平要高于全国平均水平。值得注意的是,参与疫苗接种的
医院附近有许多大学,来这些医院接种疫苗的儿童的父母很可能是大学教员,拥
有较高的学历。父亲的年龄主要集中在 23～38 岁（80％）,母亲的年龄主要在
35 岁以下（95％）。在家庭收入方面,社区诊所与儿科医院的数据存在显著差
异。低收入家庭（家庭月收入低于 1300 美元）是社区诊所调查的主要参与者,
占 65.35％;而中等收入家庭（家庭月收入为 1300～3900 美元）是儿科医院调查
的主要参与者,占 54.15％。这可能表明高收入父母更信任儿科医院,愿意忍受
更长的接种服务等待时间。

表 3.1　参与者的人口统计数据

项目	总数(380 人)	社区诊所(127 人)	儿科医院(253 人)
儿童性别	−N(N/380)	−N1(N1/127)	−N2(N2/253)
男	196 (51.58％)	69 (54.33％)	127 (50.20％)
女	184 (48.42％)	58 (45.67％)	126 (49.80％)
儿童年龄			
6 个月以下	226 (59.47％)	76 (59.84％)	150 (59.29％)
6～12 个月	97 (25.53％)	30 (23.62％)	67 (26.48％)
1～3 岁	40 (10.53％)	14 (11.02％)	26 (10.28％)
3 岁以上	17 (4.47％)	7 (5.51％)	10 (3.95％)
父母婚姻状况			
已婚	281 (73.95％)	94 (74.02％)	187 (73.91％)
离异	99 (26.05％)	33 (25.98％)	66 (26.09％)
父亲受教育程度			
高中及以下学历	86 (22.63％)	50 (39.37％)	36 (14.23％)
专科及本科学历	236 (62.11％)	61 (48.03％)	175 (69.17％)
硕士学历	41 (10.79％)	10 (7.87％)	31 (12.25％)
博士学历及以上	17 (4.47％)	6 (4.72％)	11 (4.35％)
母亲受教育程度			
高中及以下学历	136 (35.79％)	57 (44.88％)	79 (31.23％)
专科及本科学历	191 (50.26％)	57 (44.88％)	134 (52.96％)
硕士学历	40 (10.53％)	8 (6.30％)	32 (12.65％)
博士学历及以上	13 (3.42％)	5 (3.94％)	8 (3.16％)

项目	总数（380 人）	社区诊所（127 人）	儿科医院（253 人）
父亲的年龄			
23 岁以下	33（8.68%）	10（7.87%）	23（9.09%）
23～28 负	89（23.42%）	33（25.98%）	56（22.13%）
28～33 岁	97（25.53%）	29（22.83%）	68（26.88%）
33～38 岁	118（31.05%）	42（33.07%）	76（30.04%）
38 岁以上	43（11.32%）	13（10.24%）	30（11.86%）
母亲的年龄			
20 岁以下	82（21.58%）	30（23.62%）	52（20.55%）
20～25 岁	87（22.89%）	31（24.41%）	56（22.13%）
25～30 岁	101（26.58%）	29（22.83%）	72（28.46%）
30～35 岁	91（23.95%）	30（23.62%）	61（24.11%）
35 岁以上	19（5.00%）	7（5.51%）	12（4.74%）
家庭月收入			
低于 1300 美元（低）	166（43.68%）	83（65.35%）	83（32.81%）
1300～3900 美元（中）	172（45.26%）	35（27.56%）	137（54.15%）
高于 3900 美元（高）	42（11.05%）	9（7.09%）	33（13.04%）

2. 信度和效度

检验了结构效度、项目相关度、修正相关度和项目显著性，结果列于表 3.2。Cronbach's alpha 系数的最小值为 PUO（0.758），大于要求的阈值 0.7。从 CFA 分析结果来看，各构面的 C.R. 值均大于 0.75，AVE 值均大于 0.5，均满足结构可靠性的统计要求。模型拟合度指标符合理论要求：

CHI/DF＝1.175＜3，p＝0.009＜0.05；NFI＝0.922＞0.9，IFI＝0.987＞0.9，RFI＝0.913＞0.9，TLI＝0.986＞0.9；CFI＝0.987＞0.9，GFI＝0.927＞0.9，AGFI＝0.914＞0.9；RMSEA＝0.021＜0.8。

总的来说，观测值具有良好的可接受性，理论模型所提出的假设路径也通过了数据检验。

表 3.2　Cronbach's alpha 与验证性因子分析

构面	Cronbach's alpha	C.R.	AVE	χ^2	DF	χ^2/DF	GFI	AGFI	RMSEA
ACC	0.893	0.894	0.628	11.538	5	2.308	0.988	0.964	0.059
SAF	0.816	0.822	0.541	3.887	2	1.944	0.995	0.974	0.050

构面	Cronbach's alpha	C. R.	AVE	χ^2	DF	χ^2/DF	GFI	AGFI	RMSEA
REL	0.861	0.863	0.677	—	—	—	—	—	—
PRO	0.849	0.851	0.589	4.120	2	2.060	0.994	0.972	0.053
VAP	0.816	0.818	0.531	1.271	2	0.636	0.998	0.992	0.000
PUO	0.758	0.759	0.513	—	—	—	—	—	—
ATT	0.849	0.849	0.585	3.387	2	1.694	0.996	0.978	0.043
VAI	0.830	0.842	0.642						

3. 假设检验和中介效果

如下所述,结构方程模型支持 4 个假设的正相关关系(见表 3.3)。接种服务质量(H1:$t=6.563$;$\beta=0.504$;$p<0.001$)、疫苗接种推广(H2:$t=4.687$;$\beta=0.295$;$p<0.001$)、公众舆论(H3:$t=3.674$;$\beta=0.196$;$p<0.001$)被认为是态度的积极决定因素;态度与父母对儿童接种疫苗的行为意向呈正相关(H4:$t=10.297$;$\beta=0.724$;$p<0.001$)。VSQ、VAP 和 PUO 对态度的载荷量分别为 0.59、0.35 和 0.13。从统计学上看,VSQ 是主要影响因素,PUO 的影响最弱。VSQ 作为心理感知变量,对最终行为意向具有决定性作用。PUO 具有动态性和不稳定性,这可能使得 PUO 成为最弱的影响因素。

表 3.3 假设检验

假设	路径	t	β	Lower	Upper	p	结论
H1	ATT←VSQ	6.563	0.504	0.372	0.627	<0.001	成立
H2	ATT←VAP	4.687	0.295	0.148	0.446	<0.001	成立
H3	ATT←PUO	3.674	0.196	0.083	0.313	<0.001	成立
H4	VAI←ATT	10.297	0.724	0.642	0.794	<0.001	成立

Note: 2000 Bootstrap Samples.

表 3.4 显示了中介效应的分析结果。在本书中,ATT 是 VSQ、VAP、PUO 和 VAI 之间的中介变量。从 VSQ 到 VAI 的直接路径不显著($Z=1.805$,"0"包含在偏差校正 95% 置信区间和百分位 95% 置信区间内),而间接路径显著($Z=5.267$,"0"不包含在偏差校正 95% 置信区间和百分位 95% 置信区间内)。结果表明,该路径具有完全中介作用。类似的结果也可以在 PUO 到 VAI 的路径中观察到。VAP 到 VAI 的路径与上述两种不同,直接路径是显著的($Z=$

3.559，"0"不包含在偏差校正 95％置信区间和百分位 95％置信区间内)，间接路径也显著（$Z=5.351$，"0"不包含在偏差校正 95％置信区间和百分位 95％置信区间内)，这是一个部分中介[1]。

表 3.4 中介效果

路径	效应	估计	系数乘积法		Bootstrap				Mackinnon PRODCLIN 2		中介效应
					偏差校正 95％ CI		百分位 95％ CI		95％ CI		
			S.E.	Z	Lower	Upper	Lower	Upper	Lower	Upper	
VAI←VSQ	总效应	0.745	0.097	7.680	0.585	0.977	0.583	0.968	—	—	
	直接效应	0.213	0.118	1.805	−0.016	0.444	−0.007	0.454	—	—	完全中介
	间接效应	0.532	0.101	5.267	0.353	0.757	0.345	0.742	0.305	0.811	
VAI←VAP	总效应	0.547	0.065	8.415	0.426	0.685	0.426	0.685	—	—	
	直接效应	0.242	0.068	3.559	0.112	0.375	0.109	0.370	—	—	部分中介
	间接效应	0.305	0.057	5.351	0.208	0.433	0.209	0.434	0.186	0.451	
VAI←PUO	总效应	0.350	0.068	5.147	0.216	0.477	0.223	0.489	—	—	
	直接效应	0.041	0.061	0.672	−0.076	0.161	−0.075	0.161	—	—	完全中介
	间接效应	0.309	0.055	5.618	0.210	0.431	0.208	0.429	0.188	0.452	

三、主要结论

据我们所知，这是第一次用改进的 TPB 模型研究父母对儿童接种疫苗的态度。研究结果与以往研究一致，表明态度是行为意向的主导因素。疫苗接种推广和公众舆论是影响父母行为意向的决定性因素。本书独到之处在于从调查研究和心理因素两方面对前人工作进行了拓展，并考察了父母对儿童接种疫苗的行为意向。

本书采用结构方程模型，研究了父母对儿童接种疫苗的行为意向。在改进的 TPB 模型的基础上，建立了一个包含有 4 个假设的理论模型。在理论模型中

---

[1] Hair J F, Sarstedt M, Ringle C M, et al. An assessment of the use of partial least squares structural equation modeling in marketing research[J]. Journal of the academy of marketing science, 2012，40(3):414-433.

加入疫苗接种服务质量（VSQ）作为内部因素，疫苗接种推广（VAP）和公众舆论（PUO）作为外部因素。它们共同影响态度（ATT），而态度决定父母对儿童疫苗接种的行为意向（VAI）。为了对理论模型进行验证，在中国进行了问卷调查，并收集到了380份有效问卷。调查数据具有足够的信度和效度，理论假设得到支持，中介效果显著。

内外因素的综合作用决定了父母对儿童接种疫苗的态度和行为意向。以往关于父母对儿童免疫接种态度的研究主要集中在调查分析、疫苗接种政策、公众舆论（包括亲友意见）、疫苗接种服务可获得性、疫苗接种费用等方面，这些都是影响因素[①]。在本研究中，我们得到了更详细的结论，决定最终行为意向的不是单一因素，而是各因素之间结构性的相互作用。内部因素是疫苗接种服务质量，包括可获得性、安全性、可靠性和专业性4个维度。外部影响包括疫苗接种推广和公众舆论两个方面。从对态度的影响来看，VSQ的路径系数显著高于VAP和PUO，说明接种服务质量感知是更重要的因素。内部心理因素比外部影响因素更具有决定性，这进一步证实了将心理感知因素纳入理论模型的合理性。

要提高父母对疫苗接种服务质量的感知，可获得性、安全性、可靠性和专业性是重要的关注点，这一结果与现有文献一致。现有文献认为疫苗安全性、可靠性是影响疫苗接种服务质量感知最重要的因素。疫苗的副作用极大地影响了父母对疫苗安全性的认识，从而影响了父母对儿童接种疫苗的态度。中国政府需要确保疫苗的安全性和可靠性，采用标准化、专业化的接种程序，逐步缓解父母的焦虑。此外，较短的距离、较短的等候时间、较好的环境和较友善的服务也是影响接种服务认知的因素。

从外部因素来看，疫苗接种推广效果受疫苗接种政策、幼儿园招生政策、疾控中心的提醒和医院健康教育的影响，而疾控中心的提醒是最重要的因素。值得指出的是，即使疫苗接种法律和幼儿园招生政策是强制性的，它们仍然不是最具影响力的因素。这可能是因为大多数父母对这些规定不是特别熟悉，而疾控中心的提醒则引起了他们的注意，这对他们的决定产生最终的影响。这也印证了法律实施过程中公民教育的重要性。公众舆论包括来自父母或亲戚、政府和社交媒体的意见。社交媒体（尤其是微信、微博等移动社交媒体）上的信息成为越来越多的年轻人获取信息的重要渠道。为了提高父母对儿童接种疫苗的行为意向，社交媒体的积极影响不容忽视。

① Stedman R C. Toward a social psychology of place: Predicting behavior from place-based cognitions, attitude, and identity[J]. Environment and behavior, 2002, 34(5):561-581.

与之前的研究一致,态度与父母对儿童接种疫苗的行为意向呈正相关。如前所述,疫苗接种服务质量、公众舆论、法律政策等这些内外部因素都会影响父母对儿童接种疫苗的意愿。这些结果进一步支持了 TPB 理论,即态度作为模型的中介变量。识别"影响因素—态度—行为"这一关系链并分析其产生的背景是值得尝试的。对于未来儿童接种疫苗实践而言,如果不能改变父母的态度,提高疫苗接种服务质量和引导积极的公众舆论将变得毫无意义。在制定有关儿童免疫接种的法律和政策时,政府还应注意加强必要的宣传工作,以此改变父母的态度。通过向父母解释儿童免疫接种的好处和安全性,减少他们的焦虑,逐步改变他们的态度,不失为一个有效的方法。此外,利用年轻父母获取信息的方式,如社交媒体和疾控中心的提醒,也可以有效地改变其态度。

基于以上结果,我们提出以下管理建议。首先,重要的是改善父母对儿童免疫接种的态度。其次,由于疫苗接种服务质量是决定父母态度的最重要因素,因此,政府应将大部分资源和资金投到这一领域。再次,政府应该关注法律和招生政策,也应该注意到疾病中心的及时提醒可以引起父母的注意。最后,所有因素不是单独发生作用的,而是相互作用的。为了提高儿童的疫苗接种率,政府、医疗机构和社会公众等应共同努力,改变影响因素,提高父母接受儿童进行疫苗接种的行为意向。

本书的研究结果在为未来的研究提供新的可能性的同时,也存在一些不足之处。首先,与中国人口相比,样本量较小,且模型结论的普遍性应谨慎对待。未来的研究应集中于更广泛的样本,并在不同国家进行跨区域研究。未来的研究可以考虑对人口统计学数据进行建模验证。父母双方的测试结果有什么显著差异吗?这又是另一个问题。近年来,结构方程模型的研究取得了可喜的进展。在今后的研究中,应考虑采用 PLS-SEM 和 Neural Network-SEM 等新的研究方法。尽管存在这些局限性,本书在父母对儿童接种疫苗的行为意向方面提供了新的理论进展和管理启示。

采用改进的 TPB 模型预测父母对儿童接种疫苗的行为意向。这些结果表明,态度是行为意向的主导因素,而疫苗接种服务质量、疫苗接种推广和公众舆论共同影响态度。政府和医疗机构应共同努力,将大部分资源和资金投入到提高疫苗接种服务质量中,完善儿童免疫法律和政策,倡导积极的公众舆论等。未来的研究应侧重于采用新的研究方法,获取更广泛的样本,在不同的国家进行跨区域研究,以丰富研究结果。

41

第三节 父母对儿童接种 HPV 疫苗的意向研究

一、研究方法

人乳头瘤病毒（HPV）疫苗接种是预防性传播 HPV 感染和宫颈癌的一种非常有效的方法，建议青少年尤其是女童接种 HPV 疫苗。世界卫生组织强烈建议 9～14 岁女童接种 HPV 疫苗，并认为这是一项必要的具有成本效益的公共卫生政策。原国家食品药品监督管理总局（CFDA）于 2016 年 7 月批准使用二价 HPV 疫苗（Cervarix®），于 2017 年 6 月批准使用四价 HPV 疫苗（Gardasil®），于 2018 年 4 月批准使用九价 HPV 疫苗（Gardasil®）。HPV 疫苗接种不是国家免疫规划的一部分，必须自付 5800 元（870 美元）。在中国，HPV 疫苗的潜在需求约为 4400 万人，以 30％的覆盖率计算，HPV 疫苗的市场价值将超过 666 亿元（100 亿美元）。尽管 HPV 疫苗接种在中国的前景广阔，但覆盖率在 2017 年还不到 2％。父母对儿童是否接种 HPV 疫苗具有决策作用，因此，有必要对影响父母带儿童接种 HPV 疫苗的因素进行全面的研究。

虽然有的文献通过多变量逻辑回归或其他相关的统计检验来分析影响父母行为意向的因素，但关于影响父母对 HPV 疫苗接种决策的多因素相互作用效应和调节效应的现有研究很少。之前的研究已经表明，父母的犹豫不决导致了疫苗接种率不如预期：36％的美国父母对他们的孩子接种 HPV 疫苗表示犹豫。因此，建议增加父母对 HPV 认识的研究，作为促进父母带儿童接种 HPV 疫苗的意向和提高儿童疫苗接种率的有效干预措施。此外，与父母对儿童接种疫苗的较高接受度相关的社会经济变量包括父母性别、家庭收入和儿童年龄。这些心理和社会经济因素应当被考虑在一个综合的理论框架内，从而增加父母的行为意向。

从研究数据来源来看，发展中国家和 HPV 疫苗新兴市场值得关注，特别是在快速发展的地区。与发达国家，如美国、德国、希腊、英国等大量关于儿童接种疫苗行为的文献相比，发展中国家对儿童接种疫苗行为的综合研究仍然较少。

为弥补现阶段研究的不足，减少父母对儿童接种 HPV 疫苗的犹豫，本研究建立了三阶结构模型（知识、认识和行为意向），并在华中地区进行了问卷调查。知识和认识已经被证明与父母带儿童接种 HPV 疫苗的意向有显著的关系[①]。

---

① Zhou M, Qu S, Zhao L, et al. Parental perceptions of human papillomavirus vaccination in central China: The moderating role of socioeconomic factors[J]. Hum Vaccin Immunother, 2019, 15(7-8):1688-1696.

除上述心理因素外,问卷还包含以下人口统计项目:儿童年龄与性别、父母年龄、性别与受教育程度、家庭年收入。这些变量将在一个统一的理论模型进行交叉分析,以探索父母对儿童接种 HPV 疫苗意向的影响。

本研究从知识(knowledge,KN)、态度(attitude,ATT)、实践(practice,PR)3 个角度对 TAM(技术接受模型)进行了修改。理论模型核心由 3 个构面构成:知识(knowledge,KN)、认识(awareness,AW)、行为意向(intention,IN)(见图 3.2)。作为干扰变量的 5 个社会经济因素(socio-economic factors,SEF)影响着上述构面之间的关系,如改变关系强度或改变正相关和负相关。本研究构建了以下假设。

H1 知识与父母对儿童接种 HPV 疫苗的认识呈正相关。

H2 认识与父母对儿童接种 HPV 疫苗的行为意向呈正相关。

H3 知识与父母对儿童接种 HPV 疫苗的行为意向呈正相关。

H4 社会经济因素正向调节知识与认识之间的关系。

H5 社会经济因素正向调节认识与行为意向之间的关系。

H6 社会经济因素正向调节知识与行为意向之间的关系。

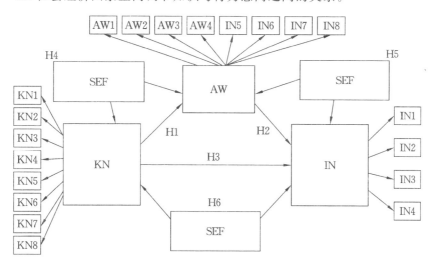

图 3.2　理论模型

注:1. 知识(KN1—KN8)和认识(AW1—AW8)是意图(IN1—IN4)的重要预测因子。

2. 认识(AW)调节知识(KN)对行为意向(IN)的影响。

3. 社会经济因素包括以下 5 个变量:儿童性别、儿童年龄、父母性别、父母年龄、家庭年收入。

4. 社会经济因素对知识、认识和行为意向之间的关系有调节作用。

1. 受访对象

本研究于 2016 年 6 月至 2017 年 8 月开展,采用自填式问卷对 9～14 岁儿童父母进行调查。调查在中国中部城市长沙、武汉、湘潭和永州的 8 所小学和 8 所初中进行。小学入学年龄为 6 岁,4～6 年级为 9～11 岁。初中入学年龄为 12 岁,初中学生年龄为 12～14 岁。根据学生的学生证号码,采用随机抽样的方法选择受访者,要求儿童父母在两天内完成一份问卷并提交给调查组。为了促进儿童父母的持续参与,调查人员提供了一份文具作为奖励。调查组邀请了 1200 名儿童父母参与,其中有 1108 名儿童父母符合条件并完成了调查。排除不具备 HPV 知识的受访者,最终 925 份数据构成了分析样本。所有参与者在进行问卷调查前都签署了一份书面知情同意书。

2. 结构化问卷设计

问卷最初是由一位英语翻译用英语编写的,然后翻译成中文。通过对以往文献的修改,问卷分为 4 个部分,共 25 个项目。之后对文本进行了口语化修改,一些晦涩的术语被日常语言所代替,从而消除歧义。为了检验每个构面的有效性,对 50 名受访者进行了一次前期测试,并删除了一个项目。问卷由以下 4 个部分组成。

第一部分是社会经济信息,包括 5 个项目:儿童性别、儿童年龄、父母性别、父母年龄、家庭年收入。

第二、三、四部分为行为意向项目,采用李克特 7 级量表(1＝极不同意;7＝非常同意)进行测量。

第二部分包括 8 个项目,以调查受访者对儿童 HPV 疫苗接种的知识(KN):"KN1:HPV 不会终身携带";"KN2:HPV 感染后潜伏期长达 10 年";"KN3:HPV 会反复感染";"KN4:至少有 13 种 HPV 属于高危类型,尤其是 HPV-16 和 HPV-18";"KN5:HPV 是导致子宫颈癌的主要原因之一";"KN6:子宫颈癌是一种非常严重的疾病";"KN7:HPV 疫苗是预防子宫颈癌的有效手段";"KN8:世界卫生组织建议将 HPV 疫苗纳入国家免疫规划"。

第三部分有 8 个项目,调查受访者对儿童 HPV 疫苗接种的认识(AW):"AW1:我的孩子将来可能会感染 HPV";"AW2:女孩应在 6 个月内接种所有 3 种 HPV 疫苗";"AW3:男孩接种 HPV 疫苗也是必要的";"AW4:HPV 疫苗价格昂贵但很有价值";"AW5:为孩子接种 HPV 疫苗是每位父母的责任";"AW6:我并不担心 HPV 疫苗接种的副作用";"AW7:医生建议我的孩子接种 HPV 疫苗";"AW8:对我很重要的人建议我的孩子接种 HPV 疫苗"。

第四部分包括关于受访者对儿童接种 HPV 疫苗的行为意向(IN)的 4 个项目:"IN1:我非常愿意让我的孩子接种 HPV 疫苗";"IN2:我打算明年带我的孩子去接种 HPV 疫苗";"IN3:我计划明年带我的孩子完成 HPV 疫苗接种";"IN4:我将向我的朋友推荐儿童 HPV 疫苗接种服务"。

3. 统计分析

采用 Baron 等(1986)推荐的三步法进行数据分析。第一步是人口统计分析，并根据参与者的社会经济群体进行统计比较。常用的指标有数量累计、p 值、比值、均值、标准误差等，以 SPSS 22.0 为分析软件。第二步是测量数据的有效性，采用 Cronbach's alpha、验证性因子分析、平均方差变异萃取（AVE）检验量表的信度。Cronbach's alpha 分析的目的是确定连续变量和有序分类变量的一致性，其阈值为 $\alpha>0.7$。对每个构面进行验证性因子分析（CFA），可接受的因子载荷应大于 0.5。AVE 用于检验收敛有效性，可接受的 AVE>0.5[①]。第三步是测试所提出的模型和假设。与线性回归或方差分析不同，结构方程模型可以同时测量多个自变量和潜在变量之间的相互作用。因此，结构方程的整体拟合也必须进行验证，其检验准则为：CHI/DF<3，$p<0.05$，NFI>0.9，IFI >0.9，RFI>0.9，TLI>0.9，CFI>0.9，GFI>0.9，AGFI>0.9，RMSEA<0.8。为了检验调节效应和中介效应，采用 Bootstrapping 方法，统计基于 95％置信区间(CI)的双尾检验。在中介效果分析中，根据每个调节变量将数据提取为两个对照组。儿童性别："男"、"女"。儿童年龄："9～11 岁"、"12～14 岁"。父母性别："男"、"女"。父母年龄："30～39 岁"、"$\geqslant$50 岁"。家庭年收入："<15000 美元"、"$\geqslant45000$ 美元"。比较结构方程的两组数据，结果为 p 值，$p<0.05$ 为可接受标准。根据 Baron 等(1986)和 MacKinnon(2002)的建议，中介效应检验分为 3 个步骤：Sobel 检验、偏倚校正置信区间双尾检验和基于 Bootstrapping 样本的百分位置信区间双尾检验。效应包括 3 种类型：总效应、直接效应和间接效应。每种效应的显著性检验包括 3 个标准：Sobel-Z 的绝对值应大于 1.96；"0"不包括在 95％偏差校正置信区间和 95％百分位数置信区间内。中介效应分析的前提是总效应与间接效应都显著，在此基础上，如果直接影响也是显著的，则中介是"部分中介"；否则，中介是"完全中介"。

二、实证结果

1. 样本统计

人口统计分析结果见表 3.5。在 925 名儿童父母中，近 60％的受访者是母亲（59.1％）。在儿童年龄方面，9～11 岁(46.2％)低于 12～14 岁(53.8％)。超过 1/3(41.1％)的父母参与者年龄在 30～39 岁，其中近一半年龄在 40～49 岁，只有 10.1％的父母参与者年龄在 50 岁及以上。约 1/4(24.2％)的家庭年收入低于 1.5 万美元。

---

① Sülzle K. Duopolistic competition between independent and collaborative business-to-business marketplaces[J]. International Journal of Industrial Organization，2009，27(5)：615-624.

表 3.5　参与者的人口统计特征（$N=925$）

项目	N	占比(%)	知识项目平均得分[a]			认识项目平均得分[b]			意向项目平均得分[c]		
			Mean	SD	p^d	Mean	SD	p^d	Mean	SD	p^d
儿童性别					0.051			0.980			<0.001***
男 (1)	353	38.2	4.41	0.93		4.31	1.36		2.80	0.83	
女 (2)	572	61.8	4.28	1.02		4.31	1.19		3.74	0.90	
儿童年龄					0.006***			0.285			<0.001***
9~11 岁 (1)	427	46.2	4.24	0.96		4.26	1.18		3.15	0.80	
12~14 岁 (2)	498	53.8	4.42	1.00		4.35	1.32		3.57	1.08	
父母性别					0.018**			<0.001***			<0.001***
男 (1)	378	40.9	4.42	0.96		4.56	1.28		3.23	0.95	
女 (2)	547	59.1	4.27	1.00		4.14	1.21		3.48	1.00	
父母年龄					<0.001***			<0.001***			<0.001***
30~39 岁 (1)	380	41.1	4.24	0.96		4.31	1.24		3.58	0.96	
40~49 岁 (2)	452	48.9	4.31	1.01		4.14	1.26		3.36	0.98	
≥50 岁 (3)	93	10.1	4.83	0.84		5.16	0.95		2.66	0.75	

续表

项目	N	占比(%)	知识项目平均得分[a]			认识项目平均得分[b]			意向项目平均得分[c]		
			Mean	SD	p^{d}	Mean	SD	p^{d}	Mean	SD	p^{d}
家庭年收入（美元）					0.017^{**}			$<0.001^{***}$			$<0.001^{***}$
<15000 (1)	224	24.2	4.19	1.04		3.94	1.48		2.37	0.77	
15000~29999 (2)	374	40.4	4.44	0.93		4.45	1.18		3.58	0.65	
30000~44999 (3)	238	25.7	4.28	0.97		4.40	1.10		3.76	0.92	
≥45000 (4)	89	9.6	4.36	1.08		4.44	1.19		4.06	0.98	

注：a——知识项目平均得分（李克特7级量表），包括KN1—KN8。

b——认识项目平均得分（李克特7级量表），包括AW1—AW8。

c——行为意向项目平均得分（李克特7级量表），包括IN1—IN4。

d——单因素方差分析结果，$^{***}p<0.001$，$^{**}p<0.05$。

本研究中,女孩父母接种 HPV 疫苗的意向高于男孩父母(3.74∶2.80,$p<0.001$)。12～14 岁儿童父母的知识平均得分($p=0.006$)和意向平均得分($p<0.001$)均高于 9～11 岁儿童父母。从父母性别来看,母亲组在知识水平($p=0.018$)和认识水平($p<0.001$)上的平均得分低于父亲组,而母亲组在意向上更积极(3.48∶3.23,$p<0.001$)。在父母年龄方面,年龄较大的父母(≥50 岁)在知识($p<0.001$)和认知($p<0.001$)方面明显优于其他两组。值得注意的是,高龄父母组(≥50 岁)的行为意向最低(2.66),显著低于 30～39 岁(3.58)和 40～49 岁(3.36),差异有统计学意义($p<0.001$)。家庭年收入是决定儿童父母接种 HPV 疫苗知识($p=0.0017$)、认识($p<0.001$)和行为意向($p<0.001$)的重要因素。低收入家庭(家庭年收入<15000 美元)的父母对 HPV 疫苗接种的知识最差(4.19),认识最低(3.94),行为意向最低(2.37)。家庭年收入在 15000～29999 美元的家庭获得了最高的知识和认识得分,然而,最高收入家庭(>45000 美元)的父母有最强烈的行为意向。

2. 信度和效度

表 3.6 总结了各项目的详细情况以及结构信度和效度的测试结果,包括标准化因子载荷(β)、Cronbach's alpha(α)和平均方差变异萃取(AVE),所有的标准化因子载荷(β)都大于推荐值,验证了变量和结构的合理性。Cronbach's alpha(α)均超过 0.85,表明模型具有良好的收敛效度。各构面的平均方差变异萃取(AVE)值均大于 0.85,表明该测量模型具有良好的区别效度。

表 3.6 Cronbach's alpha 与验证性因素分析

构面	变量	项目	β^a	α^b	AVE^c
知识 (KN)					
	KN1	HPV 不会终身携带	0.870	0.952	0.712
	KN2	HPV 感染后潜伏期长达 10 年	0.877		
	KN3	HPV 会反复感染	0.849		
	KN4	至少有 13 种 HPV 属于高危类型,尤其是 HPV-16 和 HPV-18	0.860		
	KN5	HPV 是导致子宫颈癌的主要原因之一	0.792		
	KN6	子宫颈癌是一种非常严重的疾病	0.862		

续表

构面	变量	项目	β^a	α^b	AVE^c
	KN7	HPV 疫苗是预防子宫颈癌的有效手段	0.815		
	KN8	世界卫生组织建议将 HPV 疫苗纳入国家免疫规划	0.821		
认识（AW）					
	AW1	我的孩子将来可能会感染 HPV	0.862	0.962	0.76
	AW2	女孩应在 6 个月内接种所有 3 种 HPV 疫苗	0.848		
	AW3	男孩接种 HPV 疫苗也是必要的	0.846		
	AW4	HPV 疫苗价格昂贵但很有价值	0.895		
	AW5	为孩子接种 HPV 疫苗是每位父母的责任	0.874		
	AW6	我并不担心 HPV 疫苗接种的副作用	0.881		
	AW7	医生建议我的孩子接种 HPV 疫苗	0.903		
	AW8	对我很重要的人建议我的孩子接种 HPV 疫苗	0.865		
行为意向（IN）					
	IN1	我非常愿意让我的孩子接种 HPV 疫苗	0.773	0.879	0.645
	IN2	我打算明年带我的孩子去接种 HPV 疫苗	0.785		
	IN3	我计划明年带我的孩子完成 HPV 疫苗接种	0.848		
	IN4	我将向我的朋友推荐儿童 HPV 疫苗接种服务	0.805		

注:a——标准化因子载荷（β），所有项目负荷均大于 0.75，可靠性较好。

b——Cronbach's alpha α 为间接表示项目测量一维潜在构面的程度。

c——平均方差变异萃取（AVE）通过计算不同构面之间的相关性，来测量一个构面与其度量之间共享的平均方差。

3. 模型拟合指数、假设检验、调节效应和中介效应

模型拟合指数在理论要求的推荐值范围内:CHI－QUARE＝439.135,DF＝167,CHI/DF＝2.630＜3,$p(=0)$＜0.05,NFI＝0.974＞0.9,IFI＝0.984＞0.9,RFI＝0.970＞0.9,TLI＝0.981＞0.9,CFI＝0.984＞0.9,GFI＝0.952＞0.9,AGFI＝0.939＞0.9,RMSEA＝0.042＜0.5。这些指标表明模型与数据拟合度较高,构面与变量之间的关系得到了数据的证实。

49

结构方程分析支持 3 个理论假设，假设检验结果总结如下。

H1：$t = 8.825$；$\beta = 0.298$；$p < 0.001$。已经证明：H1 成立，知识被认为是认识的积极决定因素。

H2：$t = 12.769$；$\beta = 0.426$；$p < 0.001$。已经证明：H2 成立，认识被认为是行为意向的积极决定因素。

H3：$t = 11.225$；$\beta = 0.367$；$p < 0.001$。已经证明：H3 成立，知识被认为是行为意向的积极决定因素。

表 3.7 显示了调节效应的分析结果。在"认识←知识"的路径上，只有"父母年龄"是显著的调节因子（$p = 0.021$）。在"行为意向←认识"的路径上，"儿童性别"（$p = 0.046$）、"儿童年龄"（$p = 0.004$）、"父母性别"（$p = 0.043$）3 种调节因子影响显著。在"行为意向←知识"的路径上，只有"儿童年龄"是显著的调节因子（$p = 0.019$）。

表 3.7 调节效果检验

调节	认识←知识			行为意向←认识			行为意向←知识		
	p^f	β_1	β_2	p^f	β_1	β_2	p^f	β_1	β_2
儿童性别[a]	0.184	0.25	0.35	0.046	0.19	0.37	0.854	0.49	0.45
儿童年龄[b]	0.065	0.30	0.29	0.004	0.46	0.39	0.019	0.41	0.30
父母性别[c]	0.301	0.27	0.31	0.043	0.34	0.47	0.079	0.36	0.39
父母年龄[d]	0.021	0.28	0.31	0.562	0.50	0.60	0.266	0.39	0.76
家庭年收入[e]	0.587	0.44	0.56	0.390	0.39	0.24	0.290	0.61	0.53

注：各调节变量由下列两组比较数据进行检验：

a——儿童性别：(1) = "男"，(2) = "女"。

b——儿童年龄：(1) = "9～11 岁"，(2) = "12～14 岁"。

c——父母性别：(1) = "男"，(2) = "女"。

d——父母年龄：(1) = "30～39 岁"，(2) = "≥50 岁"。

e——家庭年收入：(1) = "<15000 美元"，(2) = "≥45000 美元"。

f——p：p 值为显著性，$p < 0.05$ 为可接受标准。

表 3.8 显示了中介效果的分析结果。总效应（$Z = 15.310$）、直接效应（$Z = 12.692$）和间接效应（$Z = 7.600$）均显著，且"0"不包括在 95% 偏差校正置信区间及 95% 百分位置信区间。结果表明，认识是部分中介。

表 3.8 认识在"知识—意向"路径上的中介效果分析

效应[a]	β[b]	系数乘积法[c]		Bootstrap[d]				结果[g]
				偏差校正 95% CI[e]		百分位 95% CI[f]		
		S. E.	Z	lower	upper	lower	upper	
总效应	0.444	0.029	15.310	0.387	0.502	0.386	0.502	部分中介
直接效应	0.330	0.026	12.692	0.280	0.383	0.279	0.381	
间接效应	0.114	0.015	7.600	0.087	0.147	0.086	0.145	

注:效应[a]包括总效应、直接效应和间接效应。每种效应的显著性检验包括 3 个标准;Z 的绝对值应大于 1.96;"0"不包括在偏差校正 95% CI 和百分位 95% CI 内。

b——β:回归权重估计。

c——S. E. :标准差;Z:Sobel-Test 的 Z 值;$Z = \beta/$ S. E. 。

d——4000 Bootstrapping 样本。

e——0 不包括在 95% 偏差校正置信区间,为显著。

f——0 不包括在 95% 百分位置信区间,为显著。

g——总效应、直接效应和间接效应均显著,为部分中介。

三、主要结论

作为预防 HPV 感染的有效方法,应提高儿童 HPV 疫苗接种覆盖率,尤其是在人口众多的国家,如中国。2016 年之后,针对儿童 HPV 疫苗被引入中国,而对影响儿童父母接受的心理因素研究非常少。在以往的文献中发现,社会经济因素与父母对儿童接种 HPV 疫苗的知识、认识和意愿有明显的相关性。对儿童和父母的教育干预可以进一步增加父母关于儿童接种疫苗的知识,疫苗接种建议是一个提高父母对儿童疫苗接种的认识的有效方法;由医生与护士提供的专业建议可以减少父母拒绝或拖延给儿童接种疫苗。然而,有文献证据表明知识、认识和意向之间存在交叉影响,需要进一步研究父母对儿童 HPV 疫苗接种的心理影响机制。此外,大多数有关 HPV 疫苗接种行为的研究集中在发达国家,来自发展中国家的研究成果有所欠缺。

据我们所知,本研究是首次对多种心理因素和社会经济因素进行交叉干预分析,旨在研究父母决定儿童接种 HPV 疫苗行为意向的关键变量。此外,在中国 4 个中心城市进行数据收集,为世界最大的 HPV 疫苗市场提供前瞻性分析。我们发现,儿童父母对 HPV 和疫苗有足够的认知和认识,但大多数父母的行为意向较低。以往的文献也注意到了这一点,并给出了一些解释。Stöcker 等(2013)、Leung 等(2018)评估了不同人群中父母对 HPV 和疫苗的知识,并将受访者的教育水平和家庭收入作为积极的影响因素。女性、受教育程度较高的父母和35～45岁的父母,对儿童HPV疫苗接种的认识略高。态度和行为是由社会经济因素调节的。然而,这些研究大多基于单变量关联分析,无法解释影响父母行为意向的决定因素和机制。本研究发现知识是影响认识的积极因素,知识与认识共同决定父母对儿童HPV疫苗接种的行为意向。此外,认识作为部分中介,强化知识对行为意向的影响。这个结果更好地解释了为什么知识对行为意向有积极的影响,但并非线性关系。在认识的中介下,知识对行为意向的影响更强。这一结果对在实践中推广HPV疫苗接种在儿童中的应用具有启示意义,即同时提高儿童父母的知识、认识和行为意向。

在目前的研究中,如果女孩的父母对HPV和HPV疫苗接种有相近的认识$(0.37:0.19, p=0.046)$,那么女孩的父母比男孩的父母更有可能将认识转化为行为意向。然而,儿童性别对知识→认识、知识→行为意向路径没有显著影响。以往研究指出,女孩的父母有更高的意愿让他们的孩子接种HPV疫苗。毕竟,女孩是HPV感染的直接受害者。在大多数对父母和医疗服务提供者的研究中,HPV疫苗接种优先考虑的是女孩,而不是男孩,但是还需要进一步的研究来检验导致这一结果的心理因素。本研究的结果显示,决定女孩的父母较强行为意向的因素不是知识,而是认识。一个可能的原因是女孩的父母对HPV感染的严重后果有了更多的认识,从而促进了他们的积极行为意向。

与初中生(12～14岁)的父母相比,初中生(9～11岁)的父母将知识$(p=0.004)$和认识$(p=0.0019)$转化为行为意向的可能性更高,而"知识→认识"路径的差异不显著。参与调查的初中生的父母比小学生的父母更不愿意为孩子接种HPV疫苗,这与我们的预期和之前的研究结果相反。例如,在美国进行的一项调查显示,母亲为13岁以下的女儿接种疫苗的行为意向低于为13～18岁的女儿接种疫苗的行为意向。可能的原因是中国父母更重视孩子的身体健康,加强了接种HPV疫苗的意愿。但是初中生的父母更关注孩子的叛逆行为和学习成绩。此外,由于大多数疫苗接种是在6岁之前实施的,初中生的父母更有可能忽视他们的孩子接种疫苗。这也说明对初中生的父母的教育和提醒是必要的,并鼓励他们对孩子的身体健康和接种疫苗有一定的认识。

母亲比父亲更支持孩子接种HPV疫苗。在美国,对8832位母亲的调查中,48%的母亲计划为9～12岁的女儿接种HPV疫苗,68%的母亲计划为13～15岁的女儿接种HPV疫苗,86%的母亲计划为16～18岁的女儿接种HPV疫苗。本研究的发现与以往的文献发现一致,母亲更愿意通过HPV疫苗接种来保护她们的孩子免受疾病的侵害。先前的研究也表明,关于父母在HPV疫苗接种方面的认知差异,与感知伤害、HPV易感性以及医生建议的相关。男孩接受 HPV 疫苗的比例较高（74%～78%），但接种率较低（10.7%）。总体而言，目前的研究结果表明,母亲将疫苗接种认识转化为行为意向的概率会明显强于父亲,而中介效应解释了母亲有更高的行为意向的原因。这些结果启示我们应当以母亲为重点,制定儿童疫苗接种干预措施。例如,卫生服务提供者应该努力向母亲提供关于疫苗接种安全性和有效性的健康教育,并提醒母亲注意疫苗接种时间。

在中国父母对儿童 HPV 疫苗接种意向方面,父母年龄起到了调节作用,显著增强了从知识到认识的效果,且父母年龄越大,接种意向越高。从人口统计学的角度来看,年龄较大的父母对 HPV 疫苗接种的知识和认识要高于年龄较小的父母。在上述双重影响下,年龄较大的父母对儿童接种 HPV 疫苗的行为意向显著增强。年龄较大或家中至少有一名医务工作者的父母,其知识和行为意向将显著提高。卫生保健提供者更愿意向年长的父母推荐 HPV 疫苗。中国没有基于学校的 HPV 疫苗接种计划,只有在父母陪同下到医院的疫苗接种中心才能接种。医生没有足够的时间和机会向儿童父母推荐 HPV 疫苗接种,因此他们需要针对特定人群,如年龄较大的父母、母亲和女孩的父母。

HPV 疫苗接种不包括在中国的国家免疫规划中,因此疫苗接种人员需要自费支付大约 1000 美元。对于大多数中国家庭来说,1000 美元是一笔相当可观的开支。接种疫苗的成本将影响患者的感知有用性和感知易用性。例如,大多数受过高等教育和收入较高的人认同"流感比重感冒更严重"和"它有可能发展成肺炎",这些人也强烈担心流感的爆发。从人口统计学角度来看,低收入组（家庭年收入＜15000 美元）的父母对 HPV 疫苗接种的知识、认识和行为意向的平均得分明显低于其他三组,这证实了家庭年收入和疫苗接种成本对父母心理感知的重要影响。另外,亚组比较中还有下列新的发现:在结构方程模型中,家庭年收入在从知识到认识、从认识到行为意向、从知识到行为意向 3 条路径中,不是一个重要的调节因素。可能的原因是来自低收入群体的父母知识不足、认识淡薄、行为意向薄弱,而高收入家庭的父母在上述 3 个方面都有较强的感知,因此家庭年收入并没有加强或削弱构面之间的关系。

本研究结果揭示了政策制定者、疾控中心和疫苗生产者合作以增加中国 HPV 疫苗接种覆盖率的实际意义。结果表明,父母对儿童接种 HPV 疫苗的知识和认识,这是决定疫苗接种行为意向的心理因素。决策者应在学校和社区等公共场所向儿童父母进行疫苗知识宣传,特别是关于 HPV 感染的严重后果和 HPV 疫苗的安全性方面的知识。疾控中心应通过综合方式（如网站、电话和电子邮件)提醒儿童父母注意 HPV 疫苗接种计划,以提高他们的认识。疫苗生产者和免疫服务提供者应重点关注关键人群(包括 11 岁女孩的父母、孩子的母亲和高收入家庭的父母),并提供有效的卫生教育,以改善他们的接种意向。值得注意的是,即使父母对儿童有很强的接种意向,他们也不一定会给孩子接种疫苗。疫苗接种服务提供者需要增加疫苗接种服务的可及性并减少疫苗接种费用。此外,疫苗接种人员的隐私应该得到很好的保护。

本研究的贡献在于收集了大量 HPV 疫苗接种潜在市场的新兴样本,并对心理因素和社会经济因素进行了交叉分析。这些新的数据和结果将为提高中国儿童 HPV 疫苗接种覆盖率提供理论支持。

本研究的局限性包括:第一,利用横断面数据进行研究,这使我们无法评估 HPV 疫苗接种行为意向与父母知识和认识之间的时间关系;第二,研究对象均为城市居民,没有收集农村地区的样本,缺乏一定的代表性。未来,农村地区的父母将会提高对 HPV 疫苗的认识,以此应当进行相应的跨地区比较研究。此外,由于 HPV 疫苗是在几年前(2016 年)引入中国的,因此无法获得接种样本。因此,本研究只分析了知识、认识和行为意向之间的关系,而没有讨论这些因素对实际接种行为的影响。对于未来在中国进行的这一课题的研究,最好在样本足够的情况下考虑这一方面。

中国是 9～14 岁儿童接种 HPV 疫苗的巨大潜在市场,其父母对 HPV 疫苗接种的知识和认识是决定接种行为意向的重要因素。对华中地区 4 个城市的实证结果与以往的研究在一定程度上一致,对 HPV 了解较多的父母更倾向于为孩子接种 HPV 疫苗,对儿童及其父母进行 HPV 及 HPV 疫苗的健康教育是必要的。重要的新发现是,认识是一个重要的中介,对知识到行为意向有积极影响。此外,社会经济因素,包括儿童性别和儿童年龄、父母性别和父母年龄以及家庭年收入等,是重要的调节因素。为了提高中国儿童对 HPV 疫苗接种的可接受性,政策制定者应以儿童父母为目标,制定积极的策略。

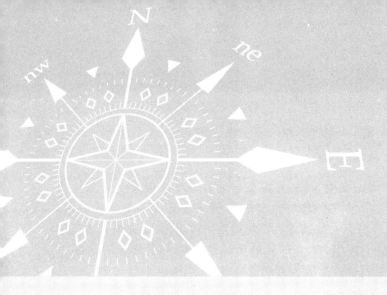

第四章 疫苗危机引发的就医行为研究

第一节 研究背景

疫苗是预防某些疾病的主要手段,在降低疾病发病率方面发挥着重要作用[①]。我国强制接种的疫苗包括乙肝疫苗、卡介苗、脊灰疫苗、百白破混合疫苗、麻腮风疫苗、脑炎疫苗、甲型肝炎疫苗等。要使疫苗被接受,公众必须先信任疫苗相关产品。有许多例子表明,疫苗产品的质量缺陷损害了公众的信任[②]。1928 年 1 月,澳大利亚的白喉疫苗被金黄色葡萄球菌污染,12 名接种疫苗的儿童死于败血症。1974 年 12 月和 1975 年 1 月,日本发生了两起百白破混合疫苗致人死亡事故,由于公众的信任受挫,导致未来几年百白破混合疫苗的接种率很低。20 世纪 80 年代,百白破混合疫苗在美国儿童中引起了脑病和脑损伤,这使得父母产生了极大的恐慌。从近些年的相关数据来看,我国发生多起疫苗危机事件:2005 年,安徽省 200 多名小学生接种了不合格的甲型肝炎疫苗;2008 年,延申生物共生产不合格狂犬疫苗 17.99 万份;2010 年,因疫苗在运输过程中温控不合理致使山西省居民接种乙脑疫苗后发生近 100 例儿童死亡、致残和严重疾病;2018 年 7 月,长春长生生物科技公司疫苗造假事件引发公众强烈关注,公众对国家疫苗管理体系的信心跌至历史最低水平。2018 年 7 月 11 日,长春长生生物科技公司一名员工向原国家食品药品监督管理总局举报,称该公司生产的狂犬病疫苗生产记录是伪造的,疫苗质量存在问题。4 天后,原国家食品药品监督管理总局报告长春长生生物科技公司生产的狂犬病疫苗存在欺诈行为,并发布了一份"处罚通知",称该公司"严重违反了医疗产品的良好生产规范(GMP)准则",并要求立即停止生产狂犬病疫苗[③]。原国家卫生部和原国家食品药品监督管理总局发布了有关长春长生生物科技公司狂犬疫苗再接种计划。早在几个月前,长春长生生物科技公司由于生产的百白破混合疫苗不符合标准,于 2017 年 11 月被原国家食品药品监督管理总局调查。当时的处罚通知称,长春长生生物科技公司生产的不合格百白破混合疫苗为 253338 支,目前仅库存 186 支,但山东省已使用的不合格疫苗为 252600 支。山东省卫生委员会启动了百白破混合疫苗再接种计划。2018 年 7 月 2 日,Shouye 在社交媒体上发布了一篇题

---

① Larson H J, Cooper L Z, Eskola J, et al. Addressing the vaccine confidence gap[J]. The Lancet, 2011, 378(9790):526-535.

② Zhou M, Qu S, Zhao L, et al. Trust collapse caused by the Changsheng vaccine crisis in China [J]. Vaccine, 2019, 37(26):3419-3425.

③ Yuan X. China's vaccine production scare[J]. The Lancet, 2018, 392(10145):371.

为"疫苗之王"的文章,首次报道了这些病例,并引起了公众的注意。随后,微信朋友圈出现多篇题为"中国疫苗带来的伤害"的文章。社交媒体和网页的大数据有助于了解公众的反应,本研究的目的是研究中国公众对疫苗危机的反应。

第二节　研 究 方 法

一、研究设计

本研究从两个方面分析了中国公众对疫苗危机的反应:一是利用大数据分析技术探索公众在社交媒体上的反应;二是利用网络调查找出公众反应的心理影响机制。

从 2018 年 7 月 15 日原国家食品药品监督管理总局发布对长春长生生物科技公司的检查报告并吊销其生产质量管理规范(GMP)证书,到 8 月 7 日原国家食品药品监督管理总局发布重新接种计划,疫苗危机共持续了 24 天。为了全面评估社会媒体对疫苗危机的反应,我们使用互联网舆情监测分析系统,在疫苗危机的高峰期进行数据收集工作,并对微信、新浪微博、在线新闻文章和百度搜索索引 4 种媒体的数据进行了分析。

2018 年 7 月,我们对中国网民进行了在线横断面调查,探讨心理因素之间的结构性影响。在线问卷分为 A、B 两个部分。A 部分由 17 个问题组成;包括因变量、受访者对疫苗制造商的心理感知、政府监管和疫苗焦虑等。因变量是人们对疫苗接种的信心和接受程度。受访者被要求表明他们是否愿意用中国制造的疫苗给孩子接种疫苗。A 部分的其他项目采用李克特 7 级量表进行测量,分为"完全不同意、不同意、比较不同意、一般、比较同意、同意、完全同意"。为了保证评价的一致性,我们采用了负向度量来评估受访者对疫苗制造商和政府监管的心理感知,疫苗焦虑部分对受访者的焦虑程度进行了评估。B 部分为受访者的人口统计信息,包括性别(2 类)、年龄(4 类)、受教育程度(3 类)、有无子女(有或无)、家庭收入(4 类)。

二、社交媒体数据收集

基于"不合格疫苗"、"长春长生生物科技公司"、"狂犬病疫苗"、"百白破混合疫苗"等关键词,本研究收集了 4 种社交媒体上的原创文章数量。通过语义分析软件 NLPIR,获得原始文章的态度,并将其分为 3 类:积极的、中性的和消极的。我们采用 Word 2 Vector 改进模型对在线语料库进行改进,自动提取关联语义,并利用同现关系和自举策略迭代生成新的情感词和权重,用深度神经网络对情感词进行分析和综合判断。

三、网上调查与数据分析

我们随机抽取新浪微博账户作为样本,通过邮件通知的方式召集参与者。为了鼓励互联网用户参与调查,调查组为完成问卷的参与者提供了小额电子商务券。采用 Cronbach's alpha 和验证性因子分析评价各构面的内部一致性。可接受的标准为 Cronbach's alpha >0.7,每条路径载荷 >0.6[1][2]。结构变量的收敛有效性通过平均方差变异萃取(AVE)来衡量,可接受的准则为 AVE>0.5[3]。建立结构方程模型,测量各变量之间的路径载荷,确定各因素之间的影响范围。采用结构方程模型比较法对控制变量(社会—人口变量)的中介效应进行了检验。首先,将社会人口统计学变量分为不同的组,并对最高组和最低组进行比较。然后,根据组创建两个模型,并假设路径变量在不同的模型中是相等的。最后,求解比较模型的置信度,确定控制效果,显著性准则为 $p<0.05$。

第三节 实 证 结 果

一、媒体和公众的反应

从公众在社交媒体上对长春长生生物科技公司疫苗危机的态度来看,有 3 个特点:社交媒体是主流的互动渠道,疫苗危机的公众关注度迅速改变,主流观点是负面的。

这场疫苗危机激起了中国公众对卫生系统的不信任,并在社交媒体上引发了关注。中国公众在社交媒体上对疫苗危机的反应见图 4.1。在 2018 年 7 月 15 日至 8 月 7 日的研究期间,微信朋友圈有 12588.3 万篇文章(含转发),新浪微博187.8 万条,网络新闻 62.8 万条,关于长春长生狂犬病疫苗和百白破混合疫苗的百度搜索索引有 498.7 万条。微信被认为是中国最受欢迎的社交媒体之

① Marsh H W, Balla J R, Mcdonald R P. Goodness-of-fit indexes in confirmatory factor analysis: The effect of sample size[J]. Psychological bulletin, 1988, 103(3):391.

② Cronin Jr J J, Brady M K, Hult G T M. Assessing the effects of quality, value, and customer satisfaction on consumer behavioral intentions in service environments[J]. Journal of retailing, 2000, 76 (2):193-218.

③ Fornell C, Larcker D F. Evaluating structural equation models with unobservable variables and measurement error[J]. Journal of marketing research, 1981, 18(1):39-50.

一,在这场疫苗危机中,微信朋友圈互动最多。高峰日为 7 月 22 日,当天互动次数最多为 5720.6 万次。在本次疫苗危机期间,百度上最高单日搜索量达到76.0万次。为了缓解公众对疫苗危机的恐慌,百度于 7 月 25 日正式启动了疫苗在线追溯系统。公众可根据疫苗批号查询疫苗的制造商和日期,并检查疫苗是否在召回名单上。因此,百度的查询量在 7 月 25 日至 29 日达到第二波峰值。

互动次数的波动反映了中国公众对疫苗危机的担忧程度。7 月 22 日,网络新闻和新浪微博的原创文章分别达到 28.3 万篇和22.2 万篇的高峰。公众对这场疫苗危机的关注是"突然的、毫无预警的",其增长和消散的变化速度是前所未有的。例如,百度 22 日的搜索量是 21 日的 6.35 倍,微信朋友圈 22 日转发的文章是 21 日的 61.5 倍。在疫苗危机的后期阶段,公众舆论的下降速度也令人震惊。25 日微信朋友圈的文章转发量仅为 22 日峰值的 12.9%,31 日下降至 2%。从关键词频次分析来看,最热门的十大关键词依次为:狂犬病疫苗、百日破混合疫苗、长春长生生物科技公司、原国家食品药品监督管理总局、疫苗批号、疾控中心、诈骗、停产、召回、调查。从网民的源区分析来看,排名前五的地区分别是吉林、山东、广东、北京、安徽。

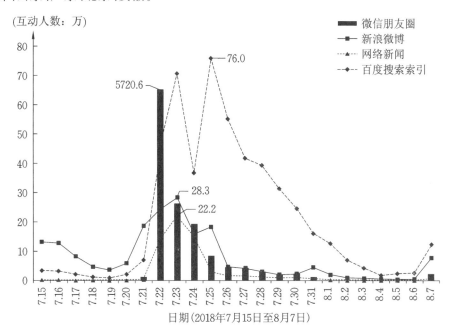

图 4.1　长春长生生物疫苗危机期间媒体与公众的反应

对互动内容的分析反映了人们对这场疫苗危机的态度。从新浪微博原创评论的态度来看,大部分评论都是负面的,占比 75.6%。特别是在 7 月 22 日至 28

日这周,负面评论达到 86.6％(见图 4.2)。很明显,几乎所有媒体渠道中反映的公众观点都是负面和极端的,特别是在危机的中期。在危机的早期阶段,中立的观点是主流,消极的观点略高于积极的部分。例如,7 月 15 日新浪微博上的评论中,中立的、消极的和积极的比例分别为 45％、33％和 22％。随着更多关于疫苗问题的事实和数据被曝光,公众的看法很快变得消极,最后乃至偏执。从 21日到 25 日,中性的、消极的和积极的平均比例分别为 7％、87％和 6％。中国国家领导人公开表达了他们对该事件的强烈关注,并下令立即调查百白破混合疫苗事件,就像他们在 2016 年所做的那样。政府的努力是有效的,公众的态度在疫苗危机的后期得到了显著改善。从 8 月 1 日到 7 日,中性的、消极的和积极的平均比例分别为 18％、68％和 14％。公众对疫苗危机的负面评价主要集中在 3个方面:不规范的疫苗生产过程(10 年内不合格疫苗超过 50 万支);惩罚过轻(2017 年,长春长生生物科技公司销售不合格疫苗 25 万支,罚款 344.29 万元,仅占公司利润总额的 0.6％);某些疾控中心官员腐败问题。

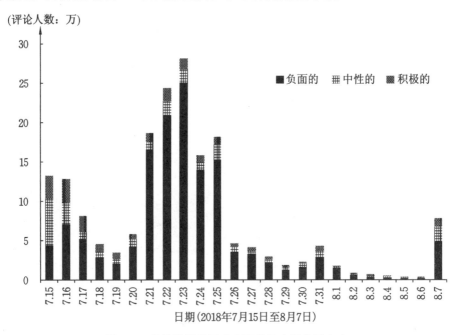

图 4.2 新浪微博关于疫苗事件公众评论的态度

二、心理因素对疫苗信任的影响

本研究共邀请 3600 名参与者,收集完整样本 2556 份,在线调查的样本特征见表 4.1。受访者中,女性比例略高,为 1484 人(占 58.1％),男性为 1072 人(占

41.9%)。年龄方面,以 41~60 岁组为最多(39.0%),其次为 21~40 岁组(36.9%),60 岁及以上组最少(3.3%)。受访者受教育程度较高,80%以上受访者为专科、本科及以上学历。只有 840 名受访者有子女,占 32.9%。大多数年龄在 20 岁及以下和 60 岁及以上的受访者目前没有子女需要抚养。受访者家庭年收入基本呈正态分布,主要为 10 万~20 万元(36.0%)和 21 万~30 万元(38.3%)。

表 4.1 受访者的人口统计特征

变量	选项	频次	占比(%)	累计占比(%)	均值	标准差
性别						
	男(1)	1072	41.9	41.9	1.58	0.49
	女(2)	1484	58.1	100.0		
年龄						
	20 岁及以下(1)	530	20.7	20.7	2.25	0.82
	21~40 岁(2)	944	36.9	57.7		
	41~60 岁(3)	998	39.0	96.7		
	61 岁及以上(4)	84	3.3	100.0		
受教育程度						
	高中及以下学历(1)	420	16.4	16.4	2.26	0.72
	专科学历(2)	1050	41.1	57.5		
	本科及以上学历(3)	1086	42.5	100.0		
有无抚养对象						
	无(0)	1716	67.1	67.1	0.33	0.47
	有(1)	840	32.9	100.0		
家庭年收入						
	10 万元以下(1)	343	13.4	13.4	2.50	0.88
	10 万~20 万元(2)	919	36.0	49.4		
	21 万~30 万元(3)	978	38.3	87.6		
	30 万元以上(4)	316	12.4	100.0		

表4.2总结了3个构面中每一项测量变量的标准化负荷、平均方差提取值
（AVE）、组成信度（C.R.）和Cronbach's alpha。标准化负荷均大于0.7；AVE
值大于0.5；C.R.和Cronbach's alpha值均大于0.8。这些指标表明，该测量模
型具有可接受的结构可靠性和收敛有效性。模型的整体拟合也符合文献的要
求，结果表明，理论模型与数据拟合良好。

表4.2　测量变量的信度与收敛效度

构面	变量	对应项目	λ	C.R.	Cronbach's alpha	AVE
UVM						
	UVM 1	中国疫苗生产商效率非常低	0.866	0.936	0.936	0.709
	UVM 2	我国疫苗生产企业管理体制不严谨	0.877			
	UVM 3	我国疫苗生产企业的技术创新能力不足	0.828			
	UVM 4	我国疫苗生产企业的垄断是不合理的	0.839			
	UVM 5	我国疫苗生产企业的利润率过高	0.815			
	UVM 6	中国疫苗制造商可能会贿赂政府监管机构	0.824			
UGR						
	UGR 1	中国政府对疫苗欺诈的惩罚力度太弱	0.851	0.949	0.950	0.759
	UGR 2	中国政府的药品监管薄弱，不能保证疫苗的安全性	0.862			
	UGR 3	中国药品监管中的政府官员可能是腐败的	0.871			
	UGR 4	在中国强制接种疫苗是不合理的	0.891			
	UGR 5	中国政府不重视儿童的身体健康	0.892			
	UGR 6	中国政府关于疫苗危机的信息不是中立和明确的	0.858			
VA						
	VA 1	我对疫苗危机感到非常愤怒	0.714	0.847	0.848	0.583
	VA 2	我对我的孩子接种疫苗感到很担心	0.730			

构面	变量	对应项目	λ	C. R.	Cronbach's alpha	AVE
	VA 3	伪造疫苗的人应该受到严厉的惩罚	0.820			
	VA 4	不称职的官员应该受到严惩	0.786			

注：UVM：unsatisfactory with vaccine manufacturers（对疫苗制造商不满）；

　　UGR：unsatisfactory with government regulation（对政府监管不满）；

　　VA：vaccine anxiety（疫苗焦虑）；

　　CCV：confidence in Chinese vaccines（对中国疫苗的信任）；

　　SOF：socio economic factors（社会经济因素）

通过检查自变量和潜在变量之间的路径系数（β）的显著性来评估模型（见图 4.3）。结果表明，如下 4 个假设呈正相关：对政府监管不满（UGR）与疫苗制造商不满（UVM）呈正相关，（H1：$t=14.09$；$\beta=0.29$；$p<0.001$）；UVM（H2：$t=17.86$；$\beta=0.37$；$p<0.001$）与 UGR（H3：$t=19.54$；$\beta=0.42$；$p<0.001$）为疫苗焦虑（VA）的正向影响因素；VA（H4：$t=-8.25$；$\beta=-0.18$；$p<0.001$）与对中国疫苗的信任（CCV）呈负相关。

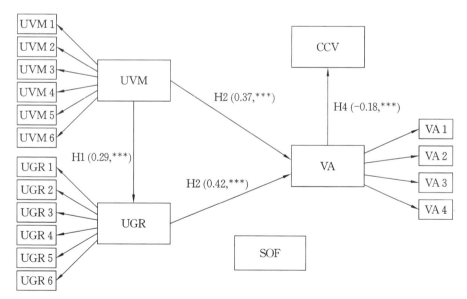

图 4.3　结构方程模型

年龄、受教育程度、有无抚养对象和收入是理论模型的重要调节变量，调节效果见表 4.3。在 UGR←UVM 路径中，性别（$p=0.001$）、有无抚养对象（$p=0.000$）

表 4.3 调节效果检验

变量	路径											
	UGR←UVM			VA←UVM			VA←UGR			CCV←VA		
	p	(1)	(2)	p	(1)	(2)	p	(1)	(2)	p	(1)	(2)
性别	**0.001**	0.194	0.234	0.088	0.329	0.380	0.610	0.379	0.363	**0.000**	-0.069	-0.263
年龄	0.538	0.182	0.149	**0.001**	0.296	0.814	**0.000**	0.403	0.841	0.365	-0.155	-0.016
受教育程度	0.390	0.255	0.304	**0.001**	0.473	0.370	**0.000**	0.481	0.339	0.207	-0.153	-0.253
有无抚养对象	**0.000**	0.526	0.327	**0.000**	0.596	0.276	**0.000**	0.525	0.347	**0.000**	0.420	0.058
家庭年收入	**0.001**	0.384	0.055	**0.000**	0.294	0.069	**0.001**	0.269	0.090	**0.000**	-0.195	-0.636

注:调节变量对照组:性别（1）= "男"，（2）= "女";

年龄（1）= "20 岁及以下"，（2）= "61 岁及以上";

受教育程度（1）= "高中及以下学历"，（2）= "专科、本科及以上学历";

有无抚养对象（1）= "有"，（2）= "无";

家庭年收入（1）= "10 万元以下"，（2）= "30 万元以上";

p 值是模型比较的结果,如果 $p<0.05$,说明调节效果显著（粗体）。

和家庭年收入（$p=0.001$）是显著的调节因子。女性、有抚养对象和低收入家庭的受访者更有可能将对疫苗制造商的不满转化为对政府监管的不满。除性别外，其他 4 个变量（年龄、受教育程度、有无抚养对象、家庭年收入）是 VA←UVM 和 VA←UGR 路径的显著调节变量。由于对疫苗制造商和政府监管的不满，老年人、低教育水平和低收入家庭的受访者、有抚养对象的受访者更容易对疫苗安全产生焦虑。在最重要的 VA←CCV 路径中，性别（$p=0.000$）、有无抚养对象（$p=0.000$）和家庭年收入（$p=0.000$）是显著的调节变量。

第四节　结果讨论

大数据分析提供的证据表明，围绕该问题的海量社交媒体流量持续了 24 天，社交媒体成为主流互动渠道，疫苗危机的公众关注度急剧上升和下降，占主导地位的观点是负面的（negative）。值得一提的是，社交媒体在公共卫生危机中的影响。社交媒体是促进朋友关系的重要工具，它正在成为中国人生活的一部分。与传统互联网传播工具不同，移动社交媒体具有分散的传播结构、实时广播、公众参与等特点。它与传统媒体有着本质的区别，移动社交媒体热点的切换节奏非常快且突然。2004 年，中国北方爆发了一场大规模的乙肝疫苗危机，4400 万过期乙肝疫苗导致 100 多名儿童瘫痪或死亡。这一事件在 2005 年才引起媒体和公众的关注，直到 2014 年以后才逐渐从公众的视线中消失。如果政府和疫苗制造商能够更好地了解社交媒体的这些新特点和公众的反应，将有助于政府和疫苗制造商采取积极有效的措施，进而控制进一步的恶化。以往的研究讨论了公众对疫苗危机的态度，大多数的反应是负面的。本研究进一步证实了这一结论，中国公民在此次"疫苗丑闻"中对疫苗制造商和政府监管部门表示了强烈的愤慨和谴责。

与以往利用统计分析研究媒体对公共卫生的反应和公众对公共卫生的信心不同，本研究通过网络调查和结构方程模型分析，探索心理变量和人口统计参数对这些观点的影响机制，得出了一些引人深思的结论。根据以往文献的研究结果，对疫苗安全性的担忧将消除或降低公众对疫苗的信心，最终导致他们拒绝或延迟接种疫苗。根据 2014 年世界卫生组织战略咨询专家组（SAGE）关于疫苗犹豫的报告，风险—效益（如疫苗安全问题）是最常见的原因。目前的研究扩展了这一结论，并探讨了导致疫苗安全焦虑的两个重要决定因素：对疫苗制造商不满和对政府监管不满。这两种心理因素的结合导致了公众对疫苗危机的失望和愤慨，在社交媒体上引发了强烈的反应。先前文献指出，恢复公众对疫苗安全性

65

的信心是极其困难和耗时的。

本研究系统地分析了人口统计变量与公众对疫苗的信心之间的关系,这是一项有意义的新发现。女性、有抚养对象的受访者对疫苗危机的反应明显更强,这与以前的研究一致[①]。原因可能是女性更关注儿童的身体健康,有抚养对象的受访者更关心疫苗的安全性[②]。年轻人和受教育程度较低的人对这次疫苗事故的恐慌程度更高。之前的研究也表明,这两个群体在社交媒体上更倾向于听取他人的观点,而不是表达自己的独立观点[③]。由于缺乏经验和专业知识,他们在疫苗危机中变得更加无助,从而导致极端的心理感知。值得一提的是家庭收入的影响。低收入者更有可能将疫苗制造商和政府监管的失望转化为对疫苗安全性的担忧,而高收入人群更有可能将这种焦虑转化为对中国疫苗的不信任。这不是一个令人惊讶的结果。有证据表明,中国高收入家庭更有可能采用从发达国家进口的卫生服务和药品,包括疫苗。

本研究强调了疫苗危机对公众关于疫苗安全的信心的破坏性,这极大地影响了公众接种疫苗的行为意向。对于政府监管机构和疫苗制造商来说,可能需要付出巨大的努力来缓解公众对疫苗焦虑的心理感知,并重建信任。中国政府应该制定更严格的疫苗行业法规和标准,包括良好的生产规范(manufacturing practice,MP)、良好的供应规范(supple practice,SP)、疫苗流通和疫苗接种法规。疫苗在上市前必须经过多次临床试验,并且必须禁止无效或副作用强烈的疫苗。在生产过程中,政府监管部门应加强 MP 监督抽查,严格执行 MP 法规。疫苗获准使用后,国家食品药品监督管理总局(现为国家市场监督管理总局)和疾控中心必须加强对疫苗流通的严格双重监管。负责疫苗接种的医护人员必须经过严格的培训,并由疾控中心进行随机检查,以确保疫苗接种过程的安全性。针对疫苗接种后可能出现的安全问题,疾控中心应严格执行疫苗不良事件报告制度,对疫苗不良事件进行专项调查,消除潜在的安全隐患。疾控中心应与医疗机构合作,为所有接种疫苗的儿童建立一个数据库,并跟踪他们接种疫苗后的身体状况。如果疫苗制造商和医疗机构不符合监管要求,政府应根据疫苗监管法律实施严厉的处罚。

①　Omer S B, Salmon D A, Orenstein W A, et al. Vaccine refusal, mandatory immunization, and the risks of vaccine-preventable diseases[J]. New England Journal of Medicine, 2009, 360(19):1981-1988.

②　Dempsey A F, Zimet G D, Davis R L, et al. Factors that are associated with parental acceptance of human papillomavirus vaccines: A randomized intervention study of written information about HPV[J]. Pediatrics, 2006, 117(5):1486-1493.

③　Shah D V, Mcleod J M, Yoon S H. Communication, context, and community: An exploration of print, broadcast, and Internet influences[J]. Communication research, 2001, 28(4):464-506.

　　本研究存在一些局限性。首先，横断面研究设计限制了我们推断这些变量之间的时间长度的能力。其次，本研究以互联网大数据和在线问卷的形式进行，研究结果可能并不适用于无法上网的人群。虽然对疫苗安全性的信心被认为是最终决定接种疫苗的决定性因素，但我们没有衡量实际的疫苗选择。由于中国的强制接种政策和进口疫苗的高成本，一些对中国疫苗缺乏信心的人最终可能会选择在中国生产的免费疫苗。

第五节　主要结论

　　综上所述，本研究的结果表明，公众对 2018 年中国疫苗危机的反应具有 3 个特征：第一，社交媒体是主流的互动渠道，公众对疫苗危机的关注度迅速改变，主流观点是负面的；第二，对疫苗制造商不满和对政府监管不满是影响公众疫苗焦虑的两个重要决定性因素；第三，有抚养对象的女性、年轻受访者和低学历人群对疫苗危机的反应明显更强，高收入人群更容易将这种焦虑转化为对中国疫苗的不信任。本研究有助于政府监管机构和疫苗制造商通过严格的疫苗行业法规和标准重建公众信任。今后的研究应继续侧重于围绕在前文讨论部分提出的重建公众对中国疫苗的信心而制定的管制措施的执行效力。

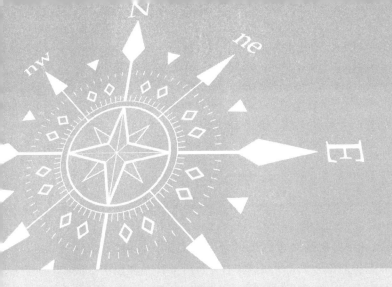

第五章 老年人选择家庭医生的心理影响机制

第一节　研究背景

世界范围内,人口老龄化现象日趋严重。根据世界经济论坛发布的《2017年全球风险报告》,预计到2050年,65岁以上的老年人口将超过16亿,占全球人口的15.6%。而在中国,这一比例将超过30%。这也会使得老年人医疗市场需求巨大。家庭医生可以在第一时间为患者进行诊断并提供精准治疗,减少医院医生的工作量,从而显著提高医疗资源利用率,在分级诊疗体系建设中扮演着重要的角色。在发达国家,家庭医生扮演着医疗"守门员"的角色,为90%以上的患者提供门诊服务。中国国家卫生健康委员会采取了一系列措施,包括对家庭医生进行培训、提供岗位津贴、制定服务标准,以及颁发并实行转诊条例等,但是只有40%不到的老年人使用过家庭医生。因此,有必要探讨影响老年人对家庭医生接纳程度的心理因素。

以往关于影响患者采用家庭医生的影响因素的文献集中于研究满意度、患者需求、医疗费用、医保报销等方面。来自英格兰北部、中部和苏格兰的1390名患者的调查数据显示,患者满意度问卷(PSQ)是评估患者对家庭医生服务满意度的一个有效且内部可靠的工具。不同人群对家庭医生有不同的需求,如有糖尿病或心血管疾病病史的老年人对家庭医生的需求更大。家庭医生对患者进行初步检查,有利于节省患者后期所花费的医疗费用,如发现老年痴呆症的迹象、减少患者的不必要转诊。现阶段研究患者对家庭医生的选择行为的模型中没有包括可能影响决策过程的重要心理变量,也很少采用行为学的理论框架来解释这些变量之间的关系及其对老年人采用家庭医生的行为的影响[①]。本书从信任、感知效用和满意度3个方面,扩展了技术接受与整合理论(UTAUT),将其作为结构方程模型理论框架,并与其他心理决定因素进行了比较。为验证这一理论假设,我们在华中地区的7个城市进行了一项调查,调查对象为60岁以上的老年人,收集了646个有效样本。结果证实,在模型框架中加入信任、感知效用和满意度是必要的,且扩展的模型对于老年人选择家庭医生的意愿有很好的解释力。

---

① Zhou M, Qu S, Zhao L, et al. Understanding psychological determinants to promote the adoption of general practitioner by Chinese elderly[J]. Health Policy and Technology, 2019, 8(2):128-136.

第二节　理论框架与假设

在心理学研究中,UTAUT 模型被用来了解人们对新技术和服务系统的接受程度①。在医疗领域,UTAUT 模型被加以改进用来研究影响患者使用新技术的心理因素,包括:患者对医院信息系统(HIS)的成本效益及自我效能感,医疗服务满意度,易用性,远程医疗系统的信息质量②,社会性,社会技术的可公度性及惯性。多数研究表明,绩效期望、努力期望、社会影响和促进条件对行为意向有正向影响,行为意向是影响行为的积极决定因素。虽然这些发现为我们的研究提供了重要的参考,但是在详细描述影响老年人接受家庭医生的影响因素方面仍有不足。新技术的应用往往会使使用者产生技术焦虑,信任是本研究考虑的重要心理因素。从信任、感知效用、满意度 3 个方面扩展 UTAUT 模型,来检验心理因素对老年人接受家庭医生的影响,以增强理论框架的解释力。理论模型包括 9 个构面——绩效期望(performance expectancy,PE)、努力期望(effort expectancy,EE)、社会影响(social influence,SI)、促进条件(facilitating condition,FC)、信任(trust,TR)、行为意向(behavioral intention,BI)、采用行为(adoption behavior,AB)、满意度(satisfaction,SAT)和感知效用(perceived utility,PU),以及 4 个调节变量——性别、年龄、教育和收入(见图 5.1)。

绩效期望(PE)被认为是行为研究中的一个重要概念,是指采用新技术后对绩效的预期改善程度。在本研究中,PE 被定义为老年人使用家庭医生后实现的健康管理的改善,包括等待时间、医疗成本、健康状况等方面。之前的研究表明,绩效期望(PE)是行为意向(BI)最强的决定因素之一。

H1　绩效期望(PE)对老年人采用家庭医生的行为意向(BI)有积极影响。

努力期望(EE)主要是指使用新系统的易用性,它与用户对了解新系统的兴趣有关③。在许多领域,如在线学习系统、电动汽车和远程医疗,努力期望是

---

① Venkatesh V, Thong J Y, Xu X. Consumer acceptance and use of information technology: Extending the unified theory of acceptance and use of technology[J]. MIS quarterly, 2012, 36(1):157-178.

② Zhou M, Zhao L, Kong N, et al. Factors influencing behavior intentions to telehealth by Chinese elderly: An extended TAM model[J]. International journal of medical informatics, 2019(126):118-127.

③ Venkatesh V, Thong J Y, Chan F K, et al. Extending the two-stage information systems continuance model: Incorporating UTAUT predictors and the role of context[J]. Information Systems Journal, 2011, 21(6):527-555.

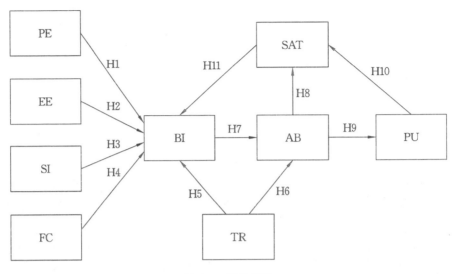

图 5.1　理论模型

决定用户行为的重要变量。在老年人对家庭医生的接受行为方面,努力期望包括易用性、易得性、可负担性、与家庭医生就健康问题进行沟通的便利性等。

H2　努力期望(EE)对老年人采用家庭医生的行为意向(BI)有积极影响。

在以往文献中,社会影响(SI)被定义为他人认为用户应该采用新系统或新技术的程度①。例如,患者可接受的家庭医生的服务价格会受到朋友的意见的影响。许多发达国家已经建立了家庭医生服务体系,这有助于增加社会影响这一因素对患者的影响。本研究中所考察的社会影响的来源包括:对被调查者而言重要人物的观点;周围人群的态度;家庭医生的社会认同。

H3　社会影响(SI)对老年人采用家庭医生的行为意向(BI)有积极影响。

促进条件(FC)的衡量标准是人们是否认为存在有技术支持基础设施,来帮助他们在必要时使用该技术。促进条件是老年人使用远程医疗系统的重要决定因素。就家庭医生而言,促进条件包括为老年人提供必要的资源和知识以及与其他医疗系统相匹配的辅助设备。

H4　促进条件(FC)对老年人采用家庭医生的行为意向(BI)有积极影响。

组织中的信任(TR)是指员工对组织中其他成员的行为、动机和意图的信心以及期望。在医疗领域,它被认为对患者的行为和态度有重要的影响,包括患者

---

① Ong L M, De Haes J C, Hoos A M, et al. Doctor-patient communication: A review of the literature[J]. Social science & medicine, 1995, 40(7):903-918.

寻求治疗的意愿、个人敏感信息的披露、治疗的依从性,以及对家庭医生的信任等。

H5 信任(TR)对老年人采用家庭医生的行为意向(BI)有积极影响。

H6 信任(TR)对老年人接受家庭医生的行为(AB)有积极影响。

行为意向(BI)被概念化为客户倾向于使用新技术的程度。行为意向与采用行为之间的显著关系在许多研究中得到了很好的证明。也就是说,主观感知与行为控制之间存在显著的正相关关系,进而对行为有着积极的影响。例如,老年人使用远程医疗的行为意向是采用行为的决定因素,医生使用医疗信息系统的意愿决定了使用行为[①]。在本研究中,行为意向(BI)包括 4 个项目:接受意愿、购买意愿、接受医疗服务意愿和尝试使用家庭医生提供的医疗服务意愿。

H7 行为意向(BI)对老年人接受家庭医生的行为(AB)有积极影响。

行为(AB)是消费者决定采用新系统或服务的行为。采用行为主要包括 3 个方面:咨询家庭医生的健康知识,听从医生的建议,以及在需要医疗服务时将家庭医生作为第一选择。

H8 行为(AB)对于老年人对家庭医生的满意度(SAT)有积极影响。

H9 行为(AB)对于老年人对家庭医生的感知效用(PU)有积极影响。

感知效用(PU)被定义为个体感觉自己的需求和欲望实现的程度,它决定了个体对行为结果的心理感知。在决策过程中起着至关重要的作用。本研究中,感知效用包括节约医疗费用、减少等待时间、便捷的转诊服务 3 个方面。

H10 感知效用(PU)对于老年人采用家庭医生的满意度(SAT)有积极影响。

满意度(SAT)是指由于人们对健康、疾病、生活质量等方面的需求所产生的对医疗服务的期望,是通过对比以往的医疗服务所产生的情绪状态的反映。医患沟通是典型的以培养临床医生沟通技能为目的的医学继续教育项目,但在提高患者总体满意度方面效果不佳。为了提高患者对家庭医生的满意度,沟通技能培训项目可能需要加强,并提供持续的绩效反馈。作为闭环反馈,患者满意度会影响其医疗行为意向。

H11 满意度(SAT)对老年人采用家庭医生的行为意向(BI)有积极的影响。

① Hoque R,Sorwar G. Understanding factors influencing the adoption of mHealth by the elderly:An extension of the UTAUT model[J]. International journal of medical informatics,2017(101):75-84.

第三节 研究方法

一、问卷设计

问卷分为两部分:第一部分用于收集受访者的人口统计信息;第二部分用于调查受访者使用家庭医生的行为意向。第一部分包括 4 个问题,分别是性别、年龄、受教育程度和家庭年收入;第二部分在已有的关于家庭医生的研究所使用的量表的基础上,对其进行了修订,提出了上述 7 个构面的测量项目,并采用李克特 7 级量表对其进行评分。

首先制定出中文版问卷,然后由以英语为母语的编辑翻译成英语。测量项目由 5 位专家进行审核:2 位教授和 3 位行为经济学研究领域的博士。根据其建议,删除了 PE 构面的两个项目,因为它们很容易被误解。此外,深奥的专业名词被通俗易懂的口语词汇所代替。在大规模调查之前,我们在老年人中进行了试点调查,以获得反馈来进一步改进问卷表述。对有效样本数据进行验证性因素分析(CFA),绩效期望(PE)中的两项和促进条件(FC)中的一项由于标准化因子负荷<0.50 而被删除。用于测量构面的项目的最终版本见表 5.1。

表 5.1 测量项目概览

构面	变量	项目
绩效期望（PE）		
	PE 1	我认为家庭医生会缩短等待治疗的时间
	PE 2	我认为家庭医生会减少治疗费用
	PE 3	我认为家庭医生会使治疗更方便
	PE 4	如果我有家庭医生,我会变得更健康
努力期望（EE）		
	EE 1	选择家庭医生是一件很容易的事情
	EE 2	家庭医生的费用是可以承受的
	EE 3	与家庭医生沟通健康问题很方便
	EE 4	从家庭医生获得医疗服务很容易

续表

构面	变量	项目
社会影响（SI）		
	SI 1	对我很重要的人认为我应该去看家庭医生
	SI 2	影响我行为的人认为我应该去看家庭医生
	SI 3	拥有家庭医生被认为是一种健康的生活方式
促进条件（FC）		
	FC 1	我有从家庭医生那里获得医疗服务所需的资源
	FC 2	我有与家庭医生合作的必要知识
	FC 3	家庭医生与现有的医疗系统兼容
信任（TR）		
	TR 1	我相信家庭医生制订的治疗方案
	TR 2	我愿意向家庭医生透露我的个人敏感信息
	TR 3	我相信家庭医生的医疗服务是值得信赖的
	TR 4	我相信家庭医生会尽一切努力来保障用户的健康
行为意向（BI）		
	BI 1	我打算接受家庭医生的医疗服务
	BI 2	我打算在未来订购家庭医生的医疗服务
	BI 3	我计划经常接受家庭医生的医疗服务
	BI 4	我会尽量使用家庭医生提供的健康服务
采用行为（AB）		
	AB 1	我会向家庭医生咨询健康知识
	AB 2	我会按照家庭医生的医嘱服药
	AB 3	当我需要医疗服务时,家庭医生是我的首选
感知效用（PU）		
	PU 1	家庭医生会减少医疗费用
	PU 2	家庭医生会缩短等待治疗的时间
	PU 3	在家庭医生的帮助下,医疗转诊服务非常方便
满意度（SAT）		
	SAT 1	我对家庭医生的诊断和治疗技术很满意
	SAT 2	我对家庭医生开的处方很满意
	SAT 3	我对家庭医生的健康咨询服务很满意

二、数据收集和分析

问卷调查于 2017 年 11 月至 2018 年 3 月在中国中部、东部 7 个城市进行，分别是长沙、南京、武汉、南昌、广州、郑州和合肥。截至 2018 年年底，这 7 个城市的人口分别为 792 万、844 万、1108 万、555 万、1448 万、1012 万、809 万。这些城市的人口年龄结构与中国的平均老龄化水平相适应，大量老年人患有各种慢性病，需要家庭医生治疗。在卫健委的帮助下，根据身份证随机选择受访者。符合条件的受访者是指从指定城市随机抽取的 12 家医院的所有老年人(60 岁以上)，他们被要求填写问卷并提交给调查组。为了促进调查，调查人员提供了零售商店的折扣券作为激励。750 名受访者被邀请参与调查，并签署了知情同意书，回收有效问卷 646 份(有效率为 86.1%)。

本研究的样本量符合统计学要求。结构方程模型 (SEM)的统计分析中，最优样本大小一般不小于 200，多因素分析的样本大小应该是变量数量的 10～15 倍[①]。本研究提出的结构方程模型由 31 个项目组成，收集 646 个合格样本进行数据分析。经过培训的调查人员在上述 7 个城市的 12 家医院进行问卷调查，并现场收集问卷。根据上述文献和目前研究的变量数量，样本量具有足够的代表性。

本研究对每个参与者的社会经济状况进行了统计比较，考虑数量、比例、平均数等指标。采用 SPSS 22.0 和 AMOS 24.0 作为分析软件。采用单因素方差分析 (One-Way ANOVA)验证各组间对各构面的显著性。采用验证性因子分析 (CFA)、Cronbach's alpha 和平均变异萃取量 (AVE)来检验测量模型的信度和效度。各指标的阈值如下：各标准化因子负荷必须>0.5，C. R. 必须>0.7，Cronbach's alpha 必须>0.7，AVE 必须>0.5。通过对比 AVE 的平方根和交叉负荷矩阵，得到模型有效性的判别式。每个构面的 AVE 的平方根应该大于与它相关的交叉负荷[②]。采用以下指标检验测量模型的整体拟合度：CHI / DF、NFI、IFI、RFI、p、TLI、CFI、GFI、AGFI、RMSEA，并采用极大似然法计算参数。这些指标的推荐值如下：CHI/DF<3；NFI >0.9；IFI>0.9；RFI >0.9；TLI >0.9；CFI >0.9；GFI >0.9；AGFI >0.9；$p<0.05$；RMSEA <0.08。

① Bardenheier B H, Bullard K M, Caspersen C J, et al. A novel use of structural equation models to examine factors associated with prediabetes among adults aged 50 years and older: National Health and Nutrition Examination Survey 2001-2006[J]. Diabetes care, 2013, 36(9):2655-2662.

② Mcdonald R P, Ho M-H R. Principles and practice in reporting structural equation analyses[J]. Psychological methods, 2002, 7(1):64.

第四节　研究结果

一、人口统计学

表 5.2 显示了 646 名受访者的人口统计特征,超过半数（52.5%）为女性老年人,约半数（50.6%）的受访者年龄为 60～65 岁;在受教育程度方面,大部分受访者（92.1%）为专科及以下;43.2% 的受访者家庭年收入在 7 万元以下,只有13.6% 的受访者家庭年收入在 21 万元以上。

表 5.2　受访者的人口统计特征（$N = 646$）

变量	选项	样本量	占比（%）	累计占比（%）	均值	标准差
性别						
	男（1）	307	47.5	47.5	1.52	0.5
	女（2）	339	52.5	100		
年龄						
	60～65 岁（1）	327	50.6	50.6	1.65	0.737
	66～70 岁（2）	217	33.6	84.2		
	71 岁及以上（3）	102	15.8	100		
受教育程度						
	高中及以下（1）	342	52.9	52.9	1.55	0.637
	专科（2）	253	39.2	92.1		
	本科及以上（3）	51	7.9	100		
家庭年收入						
	7 万元以下（1）	279	43.2	43.2	1.99	1.061
	7 万元～14 万元（2）	184	28.5	71.7		
	15 万元～21 万元（3）	95	14.7	86.4		
	21 万元以上（4）	88	13.6	100		

二、测量模型的信度和效度

测量模型的信度和效度结果见表 5.3。各因子载荷均大于 0.65、C. R. 值均大于 0.7,说明各结构具有良好的收敛效度;各结构的 Cronbach's alpha 均大于 0.8,说明该量表的信度处于优秀水平;AVE 大于推荐值 0.5;结果表明,该结构的收敛有效性是可以接受的。对角元素是对应构面 AVE 的平方根,相应列和行中的条目列出了相关构面的交叉负荷量(见表 5.4)。结果表明,所有构面均满足要求,数据具有区别效度。

表 5.3 测量模型的信度与收敛效度

构面	变量	Loadings	C. R.	AVE	Cronbach's alpha
绩效期望(PE)					
	PE 1	0.790	0.860	0.606	0.857
	PE 2	0.765			
	PE 3	0.826			
	PE 4	0.730			
努力期望(EE)					
	EE 1	0.802	0.855	0.596	0.854
	EE 2	0.750			
	EE 3	0.788			
	EE 4	0.745			
社会影响(SI)					
	SI 1	0.811	0.887	0.723	0.885
	SI 2	0.917			
	SI 3	0.819			
促进条件(FC)					
	FC 1	0.797	0.861	0.674	0.860
	FC 2	0.841			
	FC 3	0.825			
信任(TR)					
	TR 1	0.817	0.854	0.595	0.849
	TR 2	0.692			
	TR 3	0.729			
	TR 4	0.839			

续表

构面	变量	Loadings	C.R.	AVE	Cronbach's alpha
行为意向（BI）					
	BI 1	0.764	0.904	0.703	0.902
	BI 2	0.846			
	BI 3	0.833			
	BI 4	0.904			
采用行为（AB）					
	AB 1	0.837	0.895	0.739	0.895
	AB 2	0.884			
	AB 3	0.858			
感知效用（PU）					
	PU 1	0.761	0.836	0.630	0.832
	PU 2	0.881			
	PU 3	0.732			
满意度（SAT）					
	SAT 1	0.810	0.865	0.682	0.864
	SAT 2	0.887			
	SAT 3	0.776			

表5.4　各构面的相关度及 AVE 的平方根

构面	PE	EE	SI	FC	TR	BI	AB	PU	SAT
PE	**0.778**								
EE	0.356	**0.772**							
SI	0.328	0.281	**0.850**						
FC	0.339	0.321	0.263	**0.821**					
TR	0.373	0.322	0.341	0.273	**0.771**				
BI	0.696	0.556	0.555	0.541	0.518	**0.838**			
AB	0.413	0.373	0.293	0.289	0.643	0.528	**0.860**		
PU	0.236	0.24	0.189	0.156	0.305	0.386	0.514	**0.794**	
SAT	0.460	0.317	0.383	0.311	0.346	0.667	0.507	0.431	**0.826**

理论模型与样本数据的总体拟合检验结果如下:CHI/DF=2.076,低于推荐值(即 3);NFI=0.931,IFI=0.963,RFI=0.922,TLI=0.958,CFI=0.963,GFI=0.924,AGFI=0.909,满足显著性统计要求(即>0.9);$p<0.001$。RMSEA(=0.041)<0.08,表明整体模型拟合是可接受的。

三、假设检验

建立结构模型来确定研究模型中的各构面关系,11 个假设在显著性水平为0.05 时得到支持(见图 5.2、表 5.5)。PE、EE、SI 和 FC 是 BI 的积极决定因素;TR 是 BI 和 AB 的正向决定因素,BI 正向影响 AB;AB 是 SAT 和 PU 的正向决定因素;PU 是 SAT 的正向影响因素,而 SAT 对 BI 有积极影响。

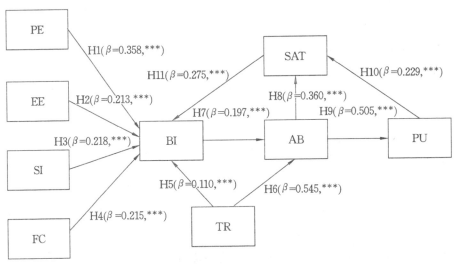

图 5.2 测量模型与结构模型($N=646$)

注:β:因子载荷量,所有因子载荷在 $p<0.001$ 水平上均显著。

表 5.5 假设检验

假设	路径	t 值	β	p 值	结论
H1	BI←PE	10.546	0.358	<0.001	成立
H2	BI←EE	6.763	0.213	<0.001	成立
H3	BI←SI	7.280	0.218	<0.001	成立
H4	BI←FC	7.021	0.215	<0.001	成立
H5	BI←TR	3.397	0.110	<0.005	成立

假设	路径	t 值	β	p 值	结论
H6	AB←TR	11.328	0.545	<0.001	成立
H7	AB←BI	4.354	0.197	<0.001	成立
H8	SAT←AB	7.193	0.360	<0.001	成立
H9	PU←AB	11.102	0.505	<0.001	成立
H10	SAT←PU	4.620	0.229	<0.001	成立
H11	BI←SAT	9.055	0.275	<0.001	成立

四、调节和中介效应

中介变量又称中间变量或干预变量，可以改变自变量与因变量之间的关系。PU 作为中介影响着 SAT 与 AB 之间的关系强度，BI 的直接作用显著（$Z=7.633$），间接作用显著（$Z=4.700$），说明 BI 是部分中介。

之前的研究发现，控制变量在各种 UTAUT 模型中具有显著的调节作用。本研究中，部分控制变量具有显著的调节作用：性别是 BI 与 PE（$Z=-3.246$）、BI 与 TR（$Z=-2.204$）、SAT 与 PU（$Z=-2.056$）之间的显著控制变量；年龄是 BI 和 PE（$Z=-2.009$）、BI 和 TR（$Z=-2.732$）、AB 和 TR（$Z=2.426$）之间的显著控制变量；家庭年收入是 BI 和 SAT 之间的重要控制变量（$Z=2.374$）。受教育程度对所有路径的控制效果不显著。

第五节　讨论与启示

一、讨论

本研究的目的是通过实证研究，探讨老年人对家庭医生的心理认知与行为意向之间的关系。收集了 646 例老年人的样本数据，在扩展的 UTAUT 模型中加入了许多内在的心理感知因素，实证研究支持了若干理论假设。信任被认为是老年人选择家庭医生的行为意向的重要决定因素，将其纳入扩展的 UTAUT 模型是有效且必要的。扩展的 UTAUT 模型是检验行为意向的一个合适的理论框架。绩效期望、努力期望、社会影响和促进条件被认为是行为意向的积极决定因素；采用行为和感知效用被认为是满意度的积极决定因素。知觉效用是采用行为与满意度之间的部分中介。控制变量如性别、年龄、家庭年收入的调节作用显著。我们的实证研究为促进中国老年人接受家庭医生提供了重要的见解。

实证研究表明,信任是老年人对家庭医生行为意向和采用行为的重要决定因素。与许多发达国家相比,我国人均医疗资源相对不足,这导致医患之间的误解,其信任关系极其薄弱。当老年人对家庭医生的信任增加时,他们将更有可能产生行为意向和实际行为。信任与行为之间的影响负荷大于信任与行为意向之间的影响负荷。这是因为行为意向是一个心理变量,是动态的和不确定性的,这将导致参与者的反应变得多样化,相关系数变弱。行为是一个确定的结果,参与者可以给出一个明确而稳定的选择。本研究将信任整合到 UTAUT 模型中,有助于理论框架的完善。

扩展的 UTAUT 模型对分析老年人的行为意向具有很强解释力。之前的研究已经证实,UTAUT 提供了一个有效的理论框架,对新技术接受行为的解释力超过 70%[1][2]。影响行为意向和行为的构面有 4 个:绩效期望、努力期望、社会影响和促进条件。家庭医生作为一种创新、高效的医疗形式,受到了患者、医院和政府的广泛关注。对于影响家庭医生接受度的因素有许多有价值的见解。预期能够节省医疗费用,这是老年痴呆症患者采用家庭医生的直接原因。家庭医生可以显著改善患者的就医难度,这是影响行为意向的重要原因。当个人对医疗卫生的认知不足时,他人的观点会变得更加突出。家庭医生的辅助设施状况如转诊和医保报销,是决定行为意向的重要因素。本研究对家庭医生有新的发现,即信任是影响行为意向和行为的一个重要因素;行为预期是影响行为意向最重要的因素,其负载率接近 40%。在远程医疗服务背景下,老年人的采用行为受到社会影响、行为期望和努力期望的影响。研究结果看似矛盾的原因可能包括:家庭医生被视为现有医疗服务系统的替代,而远程医疗系统是作为补充的;老年人主要关心的是用户体验和日常生活中接受家庭医生医疗服务的便利性,而远程医疗系统使用频率相对较低。

本研究为了解感知效用和满意度提供了新的视角。行为和感知效用被认为是满意度的积极决定因素,而感知效用是行为和满意度之间的部分中介。提高感知效用是中国卫生体制改革和家庭医生应用的最终目标。感知效用能显著提高老年人对医疗服务的满意度。满意度是决定医疗服务绩效的重要变量,它受行为和感知效用的正向影响。这一扩展的理论路径为缓解全球医疗服务满意度

---

① Martins C, Oliveira T, Popovič A. Understanding the Internet banking adoption: A unified theory of acceptance and use of technology and perceived risk application[J]. International Journal of Information Management, 2014, 34(1):1-13.

② Kijsanayotin B, Pannarunothai S, Speedie S M. Factors influencing health information technology adoption in Thailand's community health centers: Applying the UTAUT model [J]. International journal of medical informatics, 2009, 78(6):404-416.

低下带来了新的视角。感知效用作为部分中介,有助于行为对满意度产生积极的影响。本研究对医疗服务满意度的理论解释为文献增添了新的知识。

与以往对老年人医疗系统行为意向的研究一致,人口统计学变量在理论模型中具有显著的中介作用,性别显著影响从绩效期望、信任到行为意向的路径,且女性的行为意向较强。女性在这两条路径上的载荷明显高于男性,即女性的行为意向更容易受到绩效期望和信任心理感知的影响。性别显著影响满意度与感知效用之间的路径。年龄对行为期望、信任与行为意向,采用行为与信任 3 条路径有显著的调节作用。此外,年轻的参与者更有可能将信任转化为采用家庭医生的行为。对于低收入的参与者,行为意向与满意度呈高度相关。令人惊讶的是,受教育程度在模型中没有任何显著的调节作用,尽管它被认为是影响老年人采用远程医疗系统决策行为的重要调节因素。这可能是因为老年人有丰富的认知经验,他们主要依靠经验而不是教育获得的知识来做决策。

二、启示

在巨大的人口老龄化压力和医疗资源不足的情况下,实施家庭医生服务体系是中国政府的一项有效的医疗改革战略。近年来,政府提出了一系列前所未有的激励策略,投入巨资建立分级诊疗体系,并启动了大规模的家庭医生培训项目。虽然医疗设施条件有了很大的改善,并产生了部分效益,但家庭医生的采用率在2017 年仅为 40%。中国政府希望提高家庭医生在老年人中的采用率,但是对于老年人行为的心理感知,尤其是信任、满意度和感知效用,目前还缺乏相关研究。

本研究致力于调查影响老年人采用家庭医生的心理因素。在中国,医疗改革的推广政策大多是政府主导的补助。我们认为,当家庭医生的医疗费用低于现有医疗模式时,患者会选择家庭医生。然而,由于老年人似乎不太关注医改政策,家庭医生的普及情况并不乐观。换句话说,政府需要全面了解老年人的真实意图,而老年人的心理接受无疑是一个不可或缺的决定因素。因此,政策制定者应该利用必要的研究来确定心理视角的影响因素,从而制定科学的政策。

首先,信任是影响老年人行为意向的重要因素。政策重点应该放在两个方面:家庭医生的综合技能培训和客观宣传。家庭医生的综合技能培训应该包括两个方面:医学技术和沟通技能。具有综合医疗服务能力的家庭医生更容易获得老年人的信任,医生的沟通能力是决定患者满意度的关键因素。客观报道可增强老年人对家庭医生的正确认识,有必要明确家庭医生的定位:熟悉患者的健康状况,提供早期的健康干预措施,保护患者的生命安全。其次,提高老年人对家庭医生的绩效期望,应当将重点放在感知有用性与行为意向之间。政策制定者应提高家庭医生的方便性和经济性,如提高医疗保险报销率、优先转诊和减少等待时间。另外,努力期望、社会影响和促进条件也是影响行为意向的重要因素。政策制定者需要设计易于推广的家庭医生服务体系,减少老年人在心理和经济上面临的从现有治疗过程向家庭医生转变的困难。政府和家庭医生需要共同努力,为老年人建设社区医院和远程医疗系统等基础设施。

实证结果还表明,满意度是一个具有多维角色的构面。它不仅是家庭医生推广计划的预期结果,也是影响老年人行为意向的重要自变量。从这个角度来看,政策制定者应该把重点放在提高老年人对家庭医生服务的满意度上。具体措施包括:通过培养更多的家庭医生来提供更充足的医疗服务;通过提高家庭医生的待遇水平来提高家庭医生的服务质量(如缩短等待时间);用财政资金支付部分的医疗支出;实施从家庭医生到大型专科医院的便捷转诊制度。这些措施将提高老年人满意度,促进家庭医生的应用。

第六节　研　究　局　限

首先,使用有限的特定年龄样本和对象类别(家庭医生)限制了上述研究发现在整个行业(医疗领域)的适用性。本研究在中国 646 名老年人中进行,其中只有 31% 的人接受过家庭医生的服务。另外,调查是在 12 家医院进行的,存在受访者不能代表 7 个城市中老年人的随机样本的可能性。因此,建议接下来的研究应扩大目前的研究范围,包括人口范围与地理范围,以提出在发展中国家促进家庭医生普及的更具通用性的见解。此外,在以往的文献中,如远程医疗系统、近场通信、电动汽车、人机交互、用户体验都被认为是行为意向的重要决定因素。由于中国的家庭医生无法提供全面、个性化的医疗服务,他们无法从根本上改变患者的医疗行为。由于数据的不足,用户体验变量不能作为本研究的决定因素。

第七节　研　究　结　论

本研究以扩展的 UTAUT 模型为理论框架,旨在找出影响老年人选择家庭医生的行为的因素。研究以绩效期望、努力期望、社会影响、促进条件、信任、满意度、知觉效用 7 个心理因素为研究对象,分析中介效应与调节效应。以华中地区 7 个城市的 646 个样本数据为有效研究对象,对其进行了实证研究。结果证实,将信任、满意度和感知效用整合到扩展的 UTAUT 模型中是很有必要的,这将对老年人选择家庭医生的行为意向有很好的解释力。这些认识可以促使决策者更好地理解老年人的心理感知和行为意向。本研究以家庭医生为研究对象,扩充了现有有关 UTAUT 的研究,提高了理论模型的解释力。

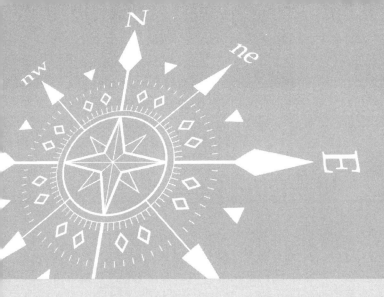

第六章 老年人对远程医疗的接纳行为

现阶段,鉴于中国老年人口快速增长等原因,医疗资源变得稀缺和难以获得。在此情况下,远程医疗被广泛应用,以缓解医疗服务的短缺。远程医疗通过各种通信工具为患者提供远程医疗服务,包括有线电话、智能手机和移动无线设备,甚至不需要视频连接,以其成本低、效率高的显著优势引起了社会、消费者、制造商和政府的广泛关注。特别是智能手机和可穿戴设备的出现,创造了市场条件,移动互联网技术为远程医疗提供了必要的技术支持。

远程医疗在老年慢性病患者中的应用场景描述如下:当患者感觉不舒服时,使用智能传感器设备在家进行自测,然后将健康数据及时传送给医生;医生收到患者的健康数据后,进行诊断并提供治疗建议;患者可以通过远程医疗系统预约医疗服务,不需要在医院等待很长时间就可以得到及时的治疗,这将大大提高医疗效率和患者满意度。借助远程信息诊断和大数据技术,医生的治疗方案将变得更加科学、合理;与此同时,精准医疗和预约系统也有助于控制不断增加的医疗成本[①]。

这一医学技术的应用引起了学者们的广泛关注。远程医疗主要针对慢性病和散发性急性病,主要服务于老年人和残障人士。大多数研究证实了远程医疗有助于患者治疗与康复,少见负面报道。由于远程医疗需要使用大量的患者身体数据进行诊断分析,因此对隐私数据泄露的担忧也是患者关注的焦点。远程医疗的应用挑战主要来自两个方面:一是从技术角度提高远程医疗的信息效率;二是从社会经济角度考虑影响患者接受的因素。

各国政府也将远程医疗作为减少医疗支出的一个机会。美国政府将远程医疗作为医疗改革的重要措施之一,以期为美国人提供一个低成本、高质量的医疗保健系统。英国和日本政府在医疗改革政策中也考虑了生命体征参数(VSP)测量和视频咨询("虚拟访问")。远程医疗的临床应用主要集中在慢性病、老年人、儿科等方面。在农村和偏远地区提供公平的医疗服务是中国政府面临的持续挑战。近年来,中国政府建立了全国统一的远程医疗技术标准和通信协议。值得一提的是,中国很多企业家对远程医疗有着浓厚的兴趣。2016年,中国"远程医疗"项目融资规模总计49亿美元,其中最大的项目是"平安健康",融资规模达到4亿美元。然而,远程医疗系统的大规模成功实施还存在许多实际问题亟待解决,其中患者的接受度和行为意向是主要的非技术问题[②]。

---

① Ekeland A G, Bowes A, Flottorp S. Effectiveness of telemedicine: A systematic review of reviews[J]. International journal of medical informatics, 2010, 79(11):736-771.

② Koch S. Home telehealth-current state and future trends[J]. International journal of medical informatics, 2006, 75(8):565-576.

　　已有文献提出了一些关于老年人对远程医疗接受与行为意向。影响医生远程医疗系统行为意向的主要因素是"易用性"和"感知有用性"。一方面,老年人是慢性病的主要人群,也是远程医疗应用的潜在用户;另一方面,老年人属于保守型用户,对远程医疗服务的使用提出了很大的挑战。计算机焦虑会对老年人接受远程医疗的行为意向产生强烈的负面影响[①]。与老年人相比,年轻人更有可能对远程医疗系统表达积极的态度。例如,中国台湾地区的年轻人在社会经济因素和技术因素("易用性"和"感知有用性")两个方面都比较乐观。以往文献中使用的主流理论研究框架为 TAM(技术接受模型)和 UTAUT(整合型科技接受模式),上述两种理论框架是从技术接受和行为意向的角度进行的。

　　虽然现有文献为远程医疗系统的接受和行为意向提供了重要的依据,但对各种社会经济因素的相互影响机制的探讨还很有限。远程医疗系统不仅是新兴的技术,而且是改善居民健康和社会功能的一种生活方式。它不同于新技术的一般应用,应着重于社会经济因素——社会信任、制度信任、社会参与等。这些社会经济因素对接受度有显著影响,且其影响大于技术因素。近年来许多研究显示,患者对远程医疗系统的态度与年龄、性别、社会地位和用户体验等社会经济因素密切相关。例如,医疗服务感知会显著影响患者对远程医疗的期望,医疗负担程度也会改变患者对远程医疗的接受程度。

　　基于技术接受这一假设,忽视患者的社会属性,是以往研究框架的主要局限性。TAM 和 UTAUT 的理论分析框架基于一个重要的假设:患者接受和使用远程医疗的行为意向主要取决于他们对这项新技术的理解和接受程度。虽然这些研究在探索患者对医疗信息技术接受程度的影响因素方面有重要的价值,但是这种方法忽略了远程医疗系统不同于一般信息技术硬件或软件的社会经济影响。未来的研究需要将患者视为"社会存在",而非"自然存在",因此,患者的行为意向将明显受到过去经验和感受的影响。此外,很少有研究分析患者在接受远程医疗应用和其他新技术方面的差异。远程医疗系统的"医疗保健"功能尚未得到足够的重视。医疗服务满意度是否会影响患者对远程医疗系统的接受程度? 患者对远程医疗系统的接受是否影响他们的行为决策(包括使用远程医疗系统的意愿和使用实体医疗服务的行为意向)? 远程医疗系统与实体医疗服务系统之间的关系是相互促进抑或是相互替代?

　　在以往研究的推动下,目前的研究旨在从社会经济的角度重新审视这些差

　　① Dünnebeil S, Sunyaev A, Blohm I, et al. Determinants of physicians' technology acceptance for e-health in ambulatory care[J]. International journal of medical informatics,2012,81(11):746-760.

87

距。因此,本研究的主要目的有两方面:第一,基于扩展的 TAM 模型理论,探讨远程医疗的患者满意度、易用性、有用性和可接受性之间的关系;第二,测试远程医疗接纳对远程医疗行为意向和实体医疗服务行为意向的中介作用。通过建立一个理论结构模型来分析患者的医疗服务满意度、易用性、有用性与远程医疗接受之间的关系,远程医疗接受作为中介变量将进一步影响远程医疗行为意向和实体医疗服务行为意向。中国大陆地区在远程医疗系统上的投资排名第二,也是世界上老年人口最多的地方。这一领域的研究将对其他发展中国家有所借鉴。

第一节　研究框架与方法

一、研究框架

在远程医疗环境下,易用性和信息质量是患者关注的焦点。在本研究中,患者的接受度受这两个因素的影响,因此我们设计了技术接受模型（TAM）等结构和测量方法[①]。由于远程医疗是对现场医疗的补充和替代,患者对现有医疗服务的满意度将影响其采用远程医疗的意愿,所提出的理论模型从两个方面扩展了 TAM 模型。首先,本研究考虑了医疗服务质量感知对远程医疗系统接受程度的影响。当消费者从一种医疗服务转向另一种医疗服务时,当前服务的体验会影响对新服务的感知。因此,本研究认为医疗服务质量感知是影响患者对远程医疗系统接受度的重要因素,另外两个因素分别是易用性和信息质量。其次,远程医疗系统的接受程度会影响患者的行为意向,包括远程医疗行为意向和实体医疗行为意向两个方面。远程医疗系统接受程度将对患者使用远程医疗行为意向产生积极影响,这是现有文献的基本共识。

基于上述理论框架,本研究希望回答 3 个问题:患者对医疗服务的满意度是否是他们接受远程医疗的决定因素? 患者对远程医疗的接受程度是否决定了其行为意向? 患者对实体医疗系统的行为意向会因为接受远程医疗系统而改变吗? 研究框架的基本逻辑如下:首先,患者对医疗服务的满意度(satisfaction to medical service,SMS)由 5 个因素来衡量,包括可负担性(affordability,AFF)、舒适性(comfortability,COM)、专业性(professionalism,PRO)、安全性(safety,

---

① Hsu C-L, Lin J C-C. Acceptance of blog usage: The roles of technology acceptance, social influence and knowledge sharing motivation[J]. Information & management, 2008, 45(1):65-74.

SAF)、等待时间(waiting time,WAT)。其次,满意度(SMS)、易用性(ease of use,EOU)和信息质量(information quality,IQ)共同决定远程医疗系统接受度(acceptance to telehealth systems,ACC)。最后,ACC作为预测因子,决定患者对远程医疗行为意向(telehealth behavioral intention,TBI)和实体医疗行为意向(physical off-line-medical service behavioral intention,PBI)。详情见图6.1。

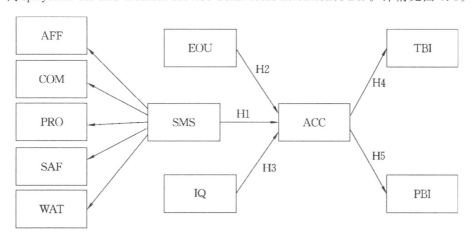

图 6.1 理论模型

二、理论假设

1. 医疗服务满意度(SMS)

近几十年来,我国医疗服务标准化建设迅速推进,患者满意度成为医疗服务绩效的重要评价因素[①]。患者对医疗服务的满意度主要包括5个方面:可负担性(AFF)、舒适性(COM)、专业性(PRO)、安全性(SAF)、等待时间(WAT)。

医疗服务的可负担性(AFF)一直是政府和公众面临的问题,包括医疗支出和医疗保险。人力成本、健康检查和药品费用是医疗费用的主要来源。如果没有医疗保险,人们将面临严重的医疗财务问题。提高医疗保险覆盖率已成为缓解医疗财政压力过大的关键手段。对医保覆盖人群而言,医保报销比例也非常重要,这将影响到患者自身的医疗费用。

医疗服务的舒适性(COM)是患者的心理感受,对其满意度有长期的影响。医院的整体环境,尤其是干净的床单和病房会对患者的情绪产生积极的影响。

---

① Sitzia J, Wood N. Patient satisfaction: A review of issues and concepts[J]. Social science & medicine, 1997, 45(12):1829-1843.

医生和护士的服务,如恶性肿瘤告知形式、医护人员对患者的健康教育等,都会对患者的心理感知产生积极的影响。另外,也有研究证实医院装修风格对患者心理感知有所影响。

医生和护士的专业性(PRO)主要是指医护人员的核心知识、基本技能、人际交往能力、终身学习能力和将核心知识融入临床实践的能力。其他方面,如医护人员的临床诊断能力、时间管理、团队合作等方面也有助于增加患者对医护人员专业水平的信任[①]。此外,高效规范的医疗服务和先进的医疗设备也是体现医护人员的专业性的重要指标[②]。

安全性(SAF)是患者就医的基本要求。患者安全文化调查(HSOPS)是评估医院安全文化的重要手段,也是衡量患者医疗安全意识的重要指标。影响患者安全感的因素很多,包括完善的医疗设施、经验丰富的医疗和护理团队、医院的安保措施等。

对患者而言,影响其就医感受最直接的因素是等待时间(WAT)。一些医院通过实施管理流程改革、采取预约制度、优化人员编制等措施,减少了平均等待时间,患者的满意度也得到提高。影响满意度的等待时间包括有预约、诊断、护理和付款时间[③④]。实际等待时间与医院通知的可能等待时间之间的差异也是影响患者满意度的重要因素。

医疗服务满意度(SMS)是患者对现有医疗系统服务的感知,它通过影响患者的就医体验,进而影响患者对远程医疗的接受程度。

H1 SMS 对老年患者接受远程医疗系统(ACC)有积极影响。

2. 易用性(EOU)

易用性(EOU)被定义为"使用新系统的难度"。以往的研究表明,EOU 对用户对新的软件系统或硬件设备的接受程度有积极影响。医生是否接受远程医疗同样受到易用性的很大影响。一个易于使用的远程医疗系统将更容易被患者接受。因此,我们做出如下假设。

H2 EOU 对老年患者接受远程医疗系统(ACC)有积极影响。

---

① Epstein R M, Hundert E M. Defining and assessing professional competence[J]. Jama, 2002, 287(2):226-235.

② Cook D A, Levinson A J, Garside S, et al. Internet-based learning in the health professions: A meta-analysis[J]. Jama, 2008, 300(10):1181-1196.

③ Pines J M, Iyer S, Disbot M, et al. The effect of emergency department crowding on patient satisfaction for admitted patients[J]. Academic Emergency Medicine, 2008, 15(9):825-831.

④ Holden R J. Lean thinking in emergency departments: A critical review[J]. Annals of emergency medicine, 2011, 57(3):265-278.

3. 信息质量（IQ）

信息质量（IQ）是决定远程医疗系统竞争力的关键因素。医疗记录的可获得性直接影响远程医疗的感知有用性，医生的建议对患者的接受度有显著的积极影响。部分老年患者在使用远程医疗系统一段时间后，对其实用性表现出更加积极的态度。

H3　IQ 对老年患者接受远程医疗系统（ACC）有正向影响。

4. 远程医疗系统接受度（ACC）

在之前关于老年人接受远程医疗的研究中，验证了 5 个预测因素：健康检测功能、安全性、方便性、隐私保护和远程协助。老年人对远程医疗的接受程度与技术焦虑呈负相关。通过自我效能和非正式支持，老年人将增加他们对远程医疗系统的兴趣。此外，医生的建议也会有积极影响。

老年人对远程医疗的接受程度是其远程医疗行为意向的主导因素和预测指标。在短期内，接受远程医疗系统的老年患者往往会产生实际的行为。监测健康的有用性和安全方便的感觉是影响老年患者接受与否的主要因素。远程医疗系统的长期使用者认为，远程医疗具有隐私性和安全性，有益于患者的健康监测，并且有利于同医疗服务提供者保持联络。

本研究探讨老年人对远程医疗服务接受程度与实体医疗服务行为意向之间的关系。现阶段，少有研究讨论远程医疗系统对现有医疗服务系统的促进或竞争影响。有一些文献探讨了网上商店对实体零售店的影响。网上购物作为实体店购物的替代品，会使大多数传统零售业的吸引力下降。零售物业的高空置率与电子商务的快速发展有着密切的关系。然而，由于线上和线下购物各有利弊，实体店不会完全被虚拟零售购物所取代。那么，远程医疗系统的发展会像电子商务一样吗？

H4　ACC 对老年人的远程医疗行为意向（TBI）有正向影响。

H5　ACC 对老年人的实体医疗服务行为意向（PBI）有正向影响。

远程医疗行为意向（TBI）是指个体接受远程医疗服务的倾向。行为意向是任何行为的必然过程，是行为出现之前的决定性因素。社会心理学和健康心理学理论认为，意向可以转化为行为。衡量远程医疗系统行为意向的方法多种多样，包括使用远程医疗服务的意愿、对远程医疗服务的依赖程度，以及是否将远程医疗服务作为第一选择。实体医疗服务行为意向（PBI）主要考察老年人对实体医疗服务的行为意向。根据计划行为理论在营销学中的应用，PBI 的修订项目包括 3 个方面：个人愿意向朋友推荐这家医院；个人愿意在本医疗机构再次接受医疗服务；个人愿意把这家医院作为第一选择。

三、测量方式

测量变量包括可负担性（AFF）、舒适性（COM）、专业性（PRO）、安全性（SAF）、等待时间（WAT），其二阶模型为医疗服务满意度（SMS）、易用性（EOU）、信息质量（IQ）、远程医疗系统接受度（ACC）、远程医疗行为意向（TBI）、实体医疗行为意向（PBI）。为了保证所有测度的有效性，模型中潜在结构的测量项目是在前人研究的基础上发展而来的。表6.1列出了每个构面的详细项目。

表 6.1 测量项目

构面	变量	项目
可负担性（AFF）		
	AFF 1	医疗总费用可承受
	AFF 2	医生的医疗服务费用是合理的
	AFF 3	药品和其他设备费用是合理的
	AFF 4	体检费用合理明了
	AFF 5	医疗保险报销比例合理
	舒适性（COM）	
	COM 1	医院干净卫生
医疗服务满意度（SMS）	COM 2	医生的医疗服务是亲切和关怀的
	COM 3	护士的医疗服务是亲切和关怀的
	专业性（PRO）	
	PRO 1	医生具有良好的理论知识和专业技能
	PRO 2	护士具有良好的理论知识和专业技能
	PRO 3	这家医院提供的医疗服务非常高效,很规范
	安全性（SAF）	
	SAF 1	医院的设施和药品非常同质化
	SAF 2	医生的治疗是科学和安全的
	SAF 3	护士的服务是科学和安全的
	SAF 4	医院可以处理复杂的急诊病例

续表

构面	变量	测量项目
	等待时间 （WAT）	
	WAT 1	预约的等待时间是可以容忍的
	WAT 2	护士护理的等待时间是可以容忍的
	WAT 3	诊断的等待时间是可以容忍的
	易用性 （EOU）	
	EOU 1	通过远程医疗记录我的健康状况是很容易的
	EOU 2	使用远程医疗服务很容易
	EOU 3	学习使用新的 App 进行远程医疗是很容易的
	信息质量 （IQ）	
	IQ 1	远程医疗能提供有关医院和医生的有用信息
	IQ 2	远程医疗可以提供常见疾病预防的有用信息
医疗服 务满意 度（SMS）	IQ 3	远程医疗可以提供有关急救措施的有用信息
	接受度 （ACC）	
	ACC 1	我认为使用远程医疗将有助于监测我的健康
	ACC 2	我认为使用远程医疗有益于医疗服务便利性
	ACC 3	我认为远程医疗保护了我的隐私
	ACC 4	我认为远程医疗是提供医疗救治的好方法
	远程医疗行 为意向（TBI）	
	TBI 1	将来我会使用远程医疗服务
	TBI 2	我会通过远程医疗服务获得医疗建议
	TBI 3	我会把远程医疗作为第一选择
	实体医疗行 为意向（PBI）	
	PBI 1	我将向朋友介绍这家医院的优质服务
	PBI 2	我将在这家医院进行健康检查和医疗服务
	PBI 3	今后我将继续把这家医院作为我的第一选择

　　Flores（2015）系统总结了患者对医疗服务的满意度（SMS），包括：可负担性（AFF）、舒适性（COM）、专业性（PRO）、安全性（SAF）和等待时间（WAT）。因此，患者满意度问卷设计中 SMS 包含了上述 5 个方面，为双层复合结构。医疗费用的可负担性是大多数患者关心的核心问题之一，医疗费用包括：医疗总费用、医生费用、药品和其他设备费用、体检费用。因为医疗保险可以报销一部分费用，所以医疗保险的报销也是患者关注的焦点。Henderson 等人对 AFF 构面的问项进行了修订①。患者对医疗服务的感知是一个复杂的心理过程，影响因素很多。Stapleton 等人的文献提供了医疗服务感知的一些衡量指标，包括：卫生、医护服务、医院装修风格等。在随后的实际调查中，医院装修风格被剔除，因为它不是一个显著的影响变量。Epstein 等人的文献提出，医护人员的专业素养包括有核心知识和基本技能、人际交往能力、终身学习能力和将核心知识融入临床实践的能力。然而，患者很难感知医疗服务的专业性。因此，有效且规范地提供医疗服务和先进的医疗设备也是体现专业性的重要指标。患者安全文化调查（HSOPS）提出调查患者安全认知应该包括硬件和软件两个方面。硬件是指医院的医疗设备和药品，软件则是指医生和护士提供的医疗服务。对于很少预防疾病的中国患者来说，紧急援助是安全认知的一个重要来源。文献提出患者的等待时间取决于 3 个主要因素：预约时间、护理时间和诊断时间。问卷采用上述 3 个变量，结果具有良好的信度。

　　易用性（EOU）是信息技术接受模型中的一个常见构面，广泛应用于技术接受模型（TAM）、技术接受与整合理论（UTAUT）和理性行为理论（TRA）。本研究采用文献中的问卷并对其进行修订。

　　如感知有用性一般，信息质量（IQ）的高低也会影响患者对远程医疗的接受。许多宣传公告展示了远程医疗的优势，如更低的成本、更少的等待时间和更容易获得的医疗资源。然而，对于患者来说，在使用远程医疗时，这些好处并不是最重要的。本研究从 Rho 等人的文献中得到启示，总结出衡量信息质量高低的 3 个项目：医院和医生的有用信息、疾病预防知识和急救措施知识②。

　　Cimperman 等人详细描述了老年人接受远程医疗的 5 个预测因素，包括：

　　① Henderson C, Knapp M, Fernández J-L, et al. Cost effectiveness of telehealth for patients with long term conditions (Whole Systems Demonstrator telehealth questionnaire study): Nested economic evaluation in a pragmatic, cluster randomised controlled trial[J]. Bmj, 2013, 346.

　　② Rho M J, Young Choi I, Lee J. Predictive factors of telemedicine service acceptance and behavioral intention of physicians[J]. International journal of medical informatics, 2014, 83(8):559-571.

健康监测功能、安全性、便利性、隐私性和医疗帮助①。本研究采用上述结果,对调查数据进行信度分析。安全感知变量因不显著而被移除。

关于行为意向的测量,不同的研究主题有相似的项目,如信息技术、博客、有机食品等。本研究修正了远程医疗系统文献中行为意向的测量项目。远程医疗和实体医疗的关系就像电子商务和实体店一样,既有竞争又相互支持。目前的研究是使用类似的项目来测量远程医疗行为意向(TBI)和实体医疗行为意向(PBI)之间的关系。

四、数据收集

首先,由一位以英语为母语的人设计了一份结构化的英语问卷。然后我们将其翻译成中文问卷,并反复比较,以确保两个版本所表达的内容是一致的。在这一翻译过程中,获得了一些重要的研究启示。问卷分为两部分:一部分是人口统计信息;另一部分是结构化问卷。人口统计信息包括:性别(2个选项)、年龄(4个选项)、受教育程度(4个选项)、家庭年收入(4个选项)、智能手机有无情况(2个选项)、健康应用程序有无情况(2个选项)。结构化问卷部分包括理论模型中提出的不同结构的问题。共有36个问题,每个问题都用李克特7级量表来衡量。该调查在4个城市进行,地点1—4分别代表南京市、长沙市、武汉市和衡阳市。

研究对象为中国城市的老年居民。患者样本的选择包括3个条件:60岁以上、慢性病患者、使用智能手机的经验。由于目前的研究对象是老年人,而退休年龄大多为60岁,所以选择那些已经退休的人作为潜在的调查对象。重症患者不太可能接受调查,所以调查对象都是慢性病患者,包括高血压、冠心病、糖尿病、痛风、震颤性麻痹、老年退行性骨关节病、老年慢性支气管炎、高脂血症患者等。由于医疗资源的短缺,城市老年居民去医院检查身体或看病时,往往要等很长时间才能得到服务。在等待期间,邀请他们接受了这项研究的调查。所有受访者都有使用智能手机的经验,其中大部分人有智能手机(2016年中国智能手机市场规模达到5亿部),且大多数智能手机都有计步器、健康监测等远程医疗功能,大多数手机都安装了平安健康、口袋药店、春雨医生等健康应用程序。

关于最佳样本量,不同文献提出了不同的观点。结构方程模型(SEM)的统

---

① Cimperman M, Brenčič M M, Trkman P. Analyzing older users' home telehealth services acceptance behavior-applying an Extended UTAUT model〔J〕. International journal of medical informatics,2016(90):22-31.

计分析:200 次为合理抽样,300 次为良好抽样;超过 200 次为基本要求;样本量应超过项目数的 10 倍①。研究项目数为 36 项,在 4 个城市进行。为了提高信度和效度,我们选择了 500 个样本进行调查。调查对象是从 2016 年 2 月至 2017 年 3 月来医院就诊的老年人中随机抽取的。随机抽样方法保证了调查样本的随机性,防止产生偏差。

根据实际情况,本研究采用中文问卷,并与当地医院合作,进行数据收集,所有调查人员都接受了相同标准的培训并亲自发放问卷。每一份问卷都得到了受访者的同意并让其签署了姓名。在问卷调查过程中,受访者有随时退出的权利。

五、数据分析

首先,采用 Cronbach's alpha 检验信度,验证标准为 Cronbach's alpha > 0.7。然后,采用验证性因素分析(CFA)讨论各构面的结构效度和内部一致性。平均变异萃取量(AVE)用于测量不同结构之间的相关性。利用结构方程模型(SEM)分析了整个模型的拟合度和不同路径的因子载荷。通过中介效应来分析潜在变量之间的关系。

第二节　结　果　分　析

一、人口统计学特征

研究人员发放了 500 份问卷,回收了 436 份有效问卷,表 6.2 为人口统计详情。

在这项研究中,有 282 名男性受访者(64.7%);大约一半的受访者年龄在 60～69 岁,只有 17.2% 的受访者年龄在 76 岁及以上,这也是中国人的平均预期年龄;大多数受访者受教育程度较低,只有 12.4% 的受访者接受过高等教育;受访者家庭年收入大多低于 15 万元(81.7%),44.3% 的受访者家庭年收入在 7 万元以下。大部分受访者有智能手机(79.8%),67.4% 的受访者在手机上安装了健康应用程序。值得注意的是,在调查过程中,一些老年人并不认为调查是没

① Hair J F, Sarstedt M, Pieper T M, et al. The use of partial least squares structural equation modeling in strategic management research: A review of past practices and recommendations for future applications[J]. Long range planning, 2012, 45(5-6):320-340.

有意义的,但是由于他们没有智能手机,遂停止了调查。

表 6.2 受访者的人口统计数据(N=436)

项目		样本量 (份)	占比 (%)	累计 占比(%)	均值	标准差
性别						
	男	282	64.7	64.7	1.35	0.479
	女	154	35.3	100		
年龄						
	60~64 岁	25	5.7	5.7	2.62	0.834
	65~69 岁	190	43.6	49.3		
	70~75 岁	146	33.5	82.8		
	76 岁及以上	75	17.2	100		
受教育程度						
	高中及以下	382	87.6	87.6	1.15	0.422
	专科及本科	43	9.9	97.5		
	硕士及以上	11	2.5	100		
家庭年收入						
	7 万元以下	193	44.3	44.3	1.79	0.862
	7 万元~14 万元	163	37.4	81.7		
	15 万元~21 万元	57	13.1	94.7		
	21 万元以上	23	5.3	100		
智能手机						
	无	88	20.2	20.2	0.8	0.402
	有	348	79.8	100		
健康应用程序						
	无	142	32.6	32.6	0.67	0.469
	有	294	67.4	100		

二、测量模型

测量模型采用 Cronbach's alpha 和验证性因子分析进行检验。内部信度由 Cronbach's alpha 检验,大于 0.7 为可接受的内部一致性指标。收敛效度通过 CFA 检验,主要指标为平均方差提取值（AVE）,大于 0.5 为可接受的收敛效度指标。表 6.3 列出了因子载荷量（Loading）、SMC、组成信度（C. R.）、AVE 和 Cronbach's alpha。计算出 Cronbach's alpha 的范围为 0.720～0.924,C. R. 的范围为 0.743～0.927,具有内部一致性。由表 6.3 还可以看出,Loading 的范围为 0.581～0.966,AVE 范围为 0.501～0.775,均大于要求水平。因此,本研究的数据具有收敛效度。

表 6.3　测量和验证性因子分析

构面	项目	Regression Weights	Loading	SMC	C. R.	AVE	Cronbach's alpha
AFF							
	AFF 1	1	0.835	0.697	0.896	0.634	0.896
	AFF 2	0.99	0.816	0.666			
	AFF 3	0.98	0.788	0.621			
	AFF 4	0.905	0.775	0.601			
	AFF 5	0.971	0.765	0.585			
COM							
	COM 1	1	0.679	0.461	0.801	0.578	0.788
	COM 2	1.337	0.914	0.835			
	COM 3	1.091	0.662	0.438			
PRO							
	PRO 1	1	0.862	0.743	0.870	0.691	0.869
	PRO 2	0.977	0.867	0.752			
	PRO 3	0.866	0.761	0.579			

续表

构面	项目	Regression Weights	Loading	SMC	C. R.	AVE	Cronbach's alpha
SAF							
	SAF 1	1	0.915	0.837	0.884	0.657	0.879
	SAF 2	0.831	0.730	0.533			
	SAF 3	0.895	0.767	0.588			
	SAF 4	1.103	0.819	0.671			
WAT							
	WAT 1	1	0.898	0.806	0.743	0.501	0.720
	WAT 2	0.737	0.581	0.338			
	WAT 3	0.743	0.599	0.359			
EOU							
	EOU 1	1	0.736	0.542	0.800	0.572	0.797
	EOU 2	1.054	0.817	0.667			
	EOU 3	1.015	0.712	0.507			
IQ							
	IQ 1	1	0.836	0.699	0.895	0.740	0.894
	IQ 2	1.004	0.828	0.686			
	IQ 3	1.100	0.913	0.834			
ACC							
	ACC 1	1	0.805	0.648	0.927	0.760	0.924
	ACC 3	1.037	0.860	0.740			
	ACC 4	1.06	0.848	0.719			
	ACC 5	1.129	0.966	0.933			
TBI							
	TBI 1	1	0.865	0.748	0.912	0.775	0.912
	TBI 2	1.035	0.896	0.803			
	TBI 3	0.986	0.879	0.773			

构面	项目	Regression Weights	Loading	SMC	C. R.	AVE	Cronbach's alpha
PBI							
	PBI 1	1	0.791	0.626	0.812	0.591	0.812
	PBI 2	0.912	0.748	0.560			
	PBI 3	0.918	0.766	0.587			

潜在变量的交叉验证需要与 AVE 平方根和相关系数进行比较。对于任何构面,AVE 的平方根必须大于它与其他潜在变量的相关系数。从表 6.4 可以看出,各构面的相关系数均小于 AVE 的平方根,从而证实了本研究数据具有区别效度。

表 6.4　相关矩阵与 AVE 的平方根

构面	AFF	COM	PRO	SAF	WAT	EOU	IQ	ACC	TBI	PBI
AFF	**0.947**									
COM	0.543	**0.895**								
PRO	0.512	0.631	**0.933**							
SAF	0.442	0.516	0.427	**0.940**						
WAT	0.322	0.311	0.258	0.281	**0.862**					
EOU	0.233	0.265	0.275	0.179	0.104	**0.894**				
IQ	0.295	0.358	0.344	0.282	0.195	0.114	**0.946**			
ACC	0.487	0.490	0.490	0.412	0.287	0.372	0.825	**0.963**		
TBI	0.310	0.257	0.204	0.237	0.112	0.198	0.651	0.689	**0.955**	
PBI	0.120	0.226	0.134	0.163	0.120	0.008	0.102	0.077	0.005	**0.901**

采用 CHI/DF、NFI、IFI、RFI、p、TLI、CFI、GFI、AGFI、RMSEA 来检验模型的总体拟合度,对结构方程模型采用最大似然法来进行假设检验。结果表明:CHI/DF $= 1.343$,低于推荐值 3;NFI $= 0.927$,IFI $= 0.980$,RFI $= 0.920$,TLI $= 0.978$,CFI $= 0.980$,GFI $= 0.919$,AGFI $= 0.906$,均高于推荐值 0.9;RMSEA $= 0.028$,低于推荐值 0.08。

三、假设检验

为了确定构面之间的关系,在研究模型中使用基于偏差修正百分位数方法的 Bootstrap 置信度来进行载荷分析。假设检验结果见表 6.5。结果表明,路径 ACC←SMS ($t=6.353$,$\beta=0.277$),ACC←EOU ($t=5.680$,$\beta=0.198$),ACC←IQ ($t=12.540$,$\beta=0.685$),TBI←ACC ($t=14.251$,$\beta=0.693$),具有显著的统计学意义,所以 H1、H2、H3、H4 成立。路径 PBI←ACC ($t=1.590$,$\beta=0.087$) 不显著,所以 H5 在本研究中不成立。

表 6.5　假设检验结果

假设	路径	t	β	Lower	Upper	p	结论
H1	ACC←SMS	6.353	0.277	0.180	0.362	0.001	成立
H2	ACC←EOU	5.680	0.198	0.122	0.279	0.001	成立
H3	ACC←IQ	12.540	0.685	0.617	0.750	0.001	成立
H4	TBI←ACC	14.251	0.693	0.631	0.750	0.001	成立
H5	PBI←ACC	1.590	0.087	−0.009	0.194	0.091	不成立

四、中介效应

中介变量是将潜在变量的影响传递给因变量的桥梁。本研究中,SMS、EOU、IQ 以 ACC 为中介变量,对 TBI、PBI 产生影响。许多研究根据 Baron 等(1986)的建议使用 Sobel-Tests 进行中介效果测试,但实际上 Sobel-Tests 对于分析中介效果并不具有足够的有效性。一般情况下,Ⅰ类误差与统计能力之间的最佳平衡是检验这两种效应(包括干预变量的效应)的联合显著性。本研究采用 Bootstrap 方法检验中介效果,区分完全中介和部分中介[①]。

表 6.6 显示,ACC 对 TBI ←SMS 路径具有正向的部分中介作用,但直接作用为负;ACC 对 TBI ←EOU 路径有完全中介作用,对 TBI ←IQ 路径有部分中介作用。PBI← SMS、PBI← EOU、PBI ← IQ 3 种路径的总效应不显著,与假设检验结果一致。

---

① Graham J W. Missing data analysis:Making it work in the real world[J]. Annual review of psychology,2009(60):549-576.

表 6.6 中介效应

路径	效应	Estimate	系数乘积法		Bootstrap				结论
			S. E.	Z	偏差校正 95% CI		百分位 95% CI		
					Lower	Upper	Lower	Upper	
TBI←SMS	总效应	0.602	0.099	6.081	0.408	0.800	0.418	0.811	
	直接效应	−0.316	0.121	−2.612	−0.588	−0.087	−0.564	−0.084	部分中介
	间接效应	0.919	0.114	8.061	0.717	1.158	0.723	1.163	
PBI←SMS	总效应	0.250	0.075	3.333	0.111	0.417	0.109	0.415	
	直接效应	0.339	0.103	3.291	0.142	0.552	0.153	0.557	不显著
	间接效应	−0.088	0.057	−1.544	−0.197	0.024	−0.205	0.016	
TBI←EOU	总效应	0.234	0.065	3.600	0.124	0.341	0.104	0.355	
	直接效应	−0.073	0.055	−1.327	−0.164	0.016	−0.184	0.012	完全中介
	间接效应	0.306	0.046	6.652	0.238	0.393	0.221	0.401	
PBI←EOU	总效应	0.006	0.042	0.143	−0.066	0.073	−0.079	0.091	
	直接效应	−0.017	0.046	−0.370	−0.093	0.060	−0.110	0.076	不显著
	间接效应	0.023	0.017	1.353	−0.001	0.053	−0.007	0.057	

续表

路径	效应	系数乘积法			偏差校正 95% CI		百分位 95% CI		结论
		Estimate	S. E.	Z	Lower	Upper	Lower	Upper	
TBI←IQ									
	总效应	0.861	0.061	14.115	0.752	0.996	0.746	0.987	
	直接效应	0.350	0.110	3.182	0.127	0.560	0.126	0.559	部分中介
	间接效应	0.511	0.092	5.554	0.344	0.699	0.347	0.705	
PBI←IQ									
	总效应	0.084	0.045	1.867	−0.007	0.172	−0.004	0.174	
	直接效应	0.099	0.105	0.943	−0.114	0.291	−0.101	0.307	不显著
	间接效应	−0.015	0.087	−0.172	−0.183	0.158	−0.192	0.147	

表头跨列：Bootstrap

103

第三节 主要结论

一、理论意义

本研究通过运用改进的 TAM 模型（技术接受模型），确定老年人对远程医疗系统接受程度的影响因素及其行为意向。研究结果为改进 TAM 模型提供了新的视角，如医疗服务满意度（SMS）、易用性（EOU）和信息质量（IQ）对远程医疗系统接受度（ACC）有影响，而远程医疗系统接受度（ACC）对远程医疗系统的行为意向有正向影响。本研究大部分发现与先前关于远程医疗系统的应用和患者行为的发现是一致的。绩效期望、努力期望、促进条件、感知安全，这些因素对采用远程医疗服务的行为意向有显著影响。易用性、舒适性，如同知识共享一样，积极地影响使用者的态度。此外，社会因素和态度显著影响使用者的意向。

远程医疗的可用性和现实世界的适用性是影响用户接受度的关键因素。绩效期望、努力期望、社会影响、技术焦虑、转变阻力对用户采用远程医疗服务的行为意向有显著影响，而营销推广对用户使用移动健康服务的意愿无显著影响。本研究扩展了 TAM 模型，并将其与 UTAUT 模型相结合，开发出一个心理社会模型，以确定发展中国家老年人使用远程医疗服务的行为意向。除技术接受因素外，将社会经济因素和医疗服务感知因素纳入研究框架，使得理论模型更加全面性和均衡性。

虽然远程医疗系统接受度（ACC）对远程医疗系统患者的行为意向有正向影响，但 ACC 与患者对实体医疗服务的行为意向无显著影响，这说明老年人对远程医疗系统的接受不会影响他们对现有医疗服务的行为意向，意味着远程医疗系统不会替代实体医疗系统。ACC 的中介效应分析结果也证实了医疗服务满意度（SMS）、易用性（EOU）、信息质量（IQ）对 PBI 没有直接或间接的影响。远程医疗系统接受度（ACC）对医疗服务满意度（SMS）、易用性（EOU）、信息质量（IQ）和患者远程医疗行为意向（TBI）的中介作用结果为：SMS 对 TBI 的直接作用为负、间接作用为正、总作用为正，说明 ACC 在这一过程中起着重要的桥梁作用。如果没有 ACC 的影响，SMS 会对 TBI 产生负面影响。ACC 的中介作用会对 TBI 产生积极影响。EOU 对 TBI 的直接影响不显著，整体效果为正，说明 ACC 具有完全的中介作用，EOU 只能通过改变老年人对远程医疗系统的接受程度来影响其行为意向。ACC 对 IQ 与 TBI 之间路径的直接影响、间接影响和总影响均为正，说明 ACC 增强了正向影响，起到了部分中介作用。

这些结论证实,提高用户接受度的干预措施具有积极的短期行为效果,进一步证明了易用性(EOU)必须通过提高用户的接受程度来有效地影响患者的远程医疗行为意向(TBI),而信息质量(IQ)对远程医疗行为意向(TBI)的影响则通过接受度(ACC)的提高来增强。关于医疗服务满意度与远程医疗接受度之间的关系,有两种不同的推测:一种是因为患者不满意目前的医疗服务,所以会提高使用远程医疗的意愿;另一种则提出由于患者满意和信任目前的医疗服务,所以他们愿意尝试远程医疗。本研究通过对中介效应的分析,证实了第二种观点。这就是用户对当前医疗服务的满意度会增加他们对远程医疗的接受度,从而对行为意向产生积极影响。

二、现实意义

以往的研究多集中在发达国家或人口相对较少的国家,而本研究主要集中在人口最多的发展中国家——中国。2017年,该地区老年人口达到2.3亿。中国是全球最大的老年人医疗服务和远程医疗应用市场。2017年,中国对远程医疗系统的投资位居世界第二。然而,使用远程医疗的老年人数量并不乐观。本研究的结果对改善发展中国家老年人远程医疗系统的使用具有实际意义。

了解老年人对远程医疗系统的行为意向,有助于提高老年人接受和使用远程医疗系统的意图。对于远程医疗开发者来说,他们需要从社会因素和心理因素两方面来审视老年人对远程医疗系统的意图和需求,而不仅仅是限于技术接受因素(如有用性和易用性)。对于医院管理者和医疗服务提供者来说,他们不必担心远程医疗系统会对其造成挑战。恰恰相反,他们应该适应这种变化,积极参与远程医疗,从而进一步提高老年人对现有医疗服务的满意度。另外,医院应当提高医疗服务质量,以提高老年人使用远程医疗系统的行为意向。而对政府和投资者而言,则应该采取措施,实现软件设计人性、应用功能实用、使用便捷等,来提高老年人对远程医疗系统的接受程度。

三、局限性与研究展望

本研究旨在探讨中国老年人对远程医疗系统的行为意向。虽然讨论了社会经济和技术接受因素,但没有调查实际使用行为。我们分析了老年人远程医疗系统的行为意向与医疗服务满意度之间的关系,并进一步探讨了这些因素与使用行为之间的影响机制。另外,本研究使用的数据主要收集于中国中部、东部的大城市(南京、武汉、长沙和衡阳)。从数据完整性的角度来看,还应该包括小城镇和农村地区的老年人,然后进行跨地区的比较分析。可以预见的是,研究人员可能会根据不同地区的调查数据得出更有价值的结论。虽然已有研究表明性别对远程医疗系统的行为意向没有显著影响,但本研究未分析年龄、家庭年收入等其他控制变量的干扰效果。因此,未来研究应该分析这些控制变量可能的调节作用。

　　基于扩展的 TAM 模型,本研究试图找出影响老年人远程医疗系统行为意向的关键因素。结果表明,医疗服务满意度(包括可负担性、舒适性、专业性、安全性、等待时间)、易用性、信息质量是决定性的变量,影响老年人对远程医疗系统的接受。老年人对远程医疗系统的接受会对其远程医疗行为意向产生积极影响,但是对实体医疗服务行为意向没有明显影响。研究结果表明,远程医疗系统与实体医疗服务之间的关系是相辅相成,而非相互替代。本研究将帮助技术开发人员更好地了解老年人的行为特征,并促使医院和医疗服务提供者更好地理解远程医疗系统的重要性。上述发现为远程医疗系统的设计者、投资者、政府和医院管理者,在促进老年人使用远程医疗系统方面,提供了有价值的信息。

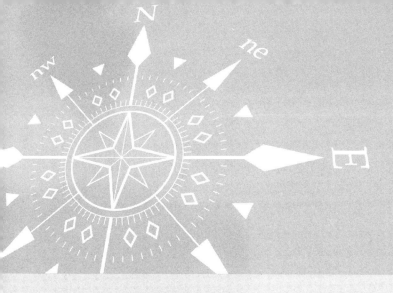

第七章　多级医药库存协调控制仿真优化

近年来,一场由国家层面开展的医药卫生体制改革,促使医院和药品经营企业的药事管理升级革新,切实保障公众用药安全,降低用药成本。医院内的药品多级库存管理是指对多种药品进行收集、处理、分拨和存储的过程,其运作情况(如准确性、效率、成本等)直接影响了医院药物服务水平。现有医院内药品库存的运作模式效率较低下、库存量大、管理流程冗余、人力瓶颈严重,导致药品过期、资金占用等问题日益严重。在新形势要求下,优化医院内药品库存管理模式势在必行。

国内外学者在医院内药品库存研究集中在医院内药品库存瓶颈分析、确定性需求条件下的库存控制、药品储存条件优化等方面。如采用改良的"ABC 分析法"确定药品分类;采用定期或者定量订货法控制库存水平;合理设置药品库存上下限等方法进行优化。这类研究一般围绕实践中的管理问题提出对策,具有现实性,但整体缺乏理论深度,研究结果不具备一般性。自多级库存问题提出至今,研究成果比较丰富。从研究技术路线来看,主要是两类。一类是解析法。采用数学建模并使用相关的解析工具进行分析,主要又分为连续性需求模型[①]和离散型需求模型。另一类是仿真法。鉴于解析法的数学模型存在难度较大、假设条件多、求解困难等问题,实施不易,而仿真法利用计算机软件对现实情况进行模拟并得出系统运行结论,不需要进行复杂的系统建模即可完成分析过程,故本研究利用 Arena 建立仿真模型,并采用 PSO 方法对药品库存决策进行优化,兼顾了仿真效率性和寻优智能性的特点,具有借鉴意义。

第一节 问题描述与数学模型

一、问题描述

医院内的多级药品库存系统由多个药品供应商(配送商,S)、一个医院级药库(PDC)、多个分区药房(DC)、多个科室(W)和多个患者(P)组成。每个科室需要满足不同患者的随机性药品需求:科室护士根据医嘱,每日汇总各患者的常规药品需求(在科室三级药品仓库中备有急救用药,采用基数药管理模式,本研究暂不涉及)。每天上午,科室将常规药品需求订单传输到各自所属的分区药房(DC),分区药房(DC)拣货后直接发货给科室。当分区药房(DC)出现供需不平

---

① 代宏砚,周伟华,陈志康.多级供应链中库存不准确性对牛鞭效应的影响[J].管理工程学报,2013,27(02):195-201.

衡的情况,就向医院级药库(PDC)提出补货要求;考虑医院级药库(PDC)的工作任务量和运作能力状况,安排发货。医院级药库(PDC)对上游药品供应商提出订货请求,并接收供应商发货。医院内多级药品库存系统见图7.1。

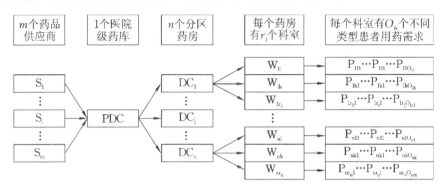

图 7.1　医院内多级药品库存系统结构图

二、模型假设

为不失一般性和典型性,做出如下关键性假设。

(1) 系统不允许缺货。

(2) 为简化建模难度,将患者需求类似的合并,抽象为几种典型分布。

(3) 各患者和科室之间的药品需求,相互独立。

(4) 每一个订单需求可以由一个供应商单独满足,也可以由多个满足。

(5) 将药品按照需求情况和发放规模,合并为单一药品。

(6) 假定配送中心能够在收到各分区药房订货需求后实施发货,发货所需时间不变。

三、符号意义

S_i 表示第 i 个药品供应商,i=1,2,…,m;PDC 表示医院级药库;DC_j 表示第 j 个分区药房,j=1,2,3…,n;W_{jk} 表示第 j 个分区库房服务的第 k 个科室,简称为 jk 科室,j=1,2,…,n,k=1,2,…,r_j;P_{jkl} 表示第 jk 科室的第 l 位患者,l=1,2,…,O_{jk}。

设 $RQP_{jkl}(t)$ 表示第 t 时期末的第 jkl 患者用药需求量,$RQW_{jk}(t)$ 表示第 t 时期末的 jk 科室用药需求量,$RQ_j(t)$ 表示第 t 时期末的 j 个分区药房所有服务科室用药需求量总和,$RQ(t)$ 表示医院所有患者第 t 时期末的药物总需求量。$IQ_j(t)$ 表示第 t 时期末第 j 个分区药房的药物库存,$OQ_j(t)$ 表示第 t 时期末第 j 个分区药房的订货量,$TOQ(t)$ 表示第 t 时期末 PDC 收到的总订货需求。

$IQ_{pdc}(t)$ 表示第 t 时期末 PDC 的库存量,$\overline{IQ_{pdc}(t)}$ 表示第 t 时期内 PDC 的平均库存量;$TRQ(t)$ 表示第 t 时期所有患者的总需求量,$EOQ_{pdc}(t)$ 表示第 t 时期 PDC 的紧急订货量,$NOQ_{pdc}(t)$ 表示 t 时期 PDC 的常规订货量。N_E 表示 PDC 的紧急订货次数,N_N 表示 PDC 常规订货次数。

医院内部药品库存管理成本由三部分组成:各环节订货的配送、订货成本和库存持有成本。目标函数有关符号含义如下。

(1) 与 PDC 相关的库存成本:C_{1E} 表示 PDC 紧急订货所产生的单位配送成本(元/单位),C_{1N} 表示 PDC 常规订货所产生的单位配送成本(元/单位);C_{2E} 表示 PDC 单次紧急订货成本(元/次),C_{2N} 表示 PDC 单次常规订货成本(元/次);C_3 表示 PDC 单位药品库存持有成本(元/单位·年)。DCE_{pdc} 表示 PDC 紧急订货配送成本,DCN_{pdc} 表示 PDC 常规订货配送成本;OCE_{pdc} 表示 PDC 紧急订货成本,OCN_{pdc} 表示 PDC 常规订货成本;IC_{pdc} 表示 PDC 库存持有成本。

(2) 各分区药房相关的库存成本:C_4 表示各分区药房订货所产生的单位配送成本(元/单位),C_5 表示各分区药房单次订货成本(元/次),C_6 表示各分区药房单位药品库存持有成本(元/单位·年)。DC_j 表示第 j 个分区药房的订货配送成本,OC_j 表示第 j 个分区药房的订货成本,IC_j 表示第 j 个分区药房的库存持有成本。

TC 表示医院药品库存管理的年度总成本。

四、基本关系

各患者的用药需求量之和等于科室用药需求量,科室用药需求量之和等于分区药房的用药需求量总和,即满足

$$RQ_{jk}(t) = \sum_{l=1}^{O_{jk}} RQ_{jkl}(t) \tag{7.1}$$

$$RQ_j(t) = \sum_{k=1}^{r_j} RQ_{jk}(t) \tag{7.2}$$

$$RQ(t) = \sum_{j=1}^{n} RQ_j(t) = \sum_{j=1}^{n} \sum_{k=1}^{r_j} \sum_{l=1}^{Q_{jk}} RQ_{jkl}(t) \tag{7.3}$$

$$IQ_j(t+1) = IQ_j(t) - RQ_j(t) \tag{7.4}$$

考虑分区药房 DC 的药物库存不容许短缺,即 $IQ_j(t) > 0$。因此,分区药房 DC 的药物库存管理模式为(SS,QMAX):每隔一个周期(如 1d)检查分区药房的库存水平,当发现库存水平低于安全警戒线 SS_j 时,订货,补充到 $QMAX_j(t)$。令 $U_j(t)$ 表示在 t 时刻末第 j 个分区药房是否订货,则有

$$U_j(t) = \begin{cases} 1 & \text{当} IQ_j(t) \leqslant SS_{(j)} \text{需要订货} \\ 0 & \text{当} IQ_j(t) > SS_{(j)} \text{不需要订货} \end{cases} \qquad (7.5)$$

在 t 时期末 PDC 配送次数：$DN_{(t)} = \sum\limits_{j=1}^{n} U_j(t)$。PDC 的配送量：$DQ(t) = QMAX_j(t) - IQ_j(t)$，配送之后库存量恢复到分区药房的最大库存量 $QMAX_j(t)$。

对上游药品经销商的实时订货与收货只能采用固定订货周期的形式，即 (T,S) 模式：每隔时间 T（一般为一周）检查库存，根据剩余库存量和经验估计的需求量确定订货量。使其恢复到 $QMAX_{pdc}$。假设在每周结束时订货，用来满足本周的所有分区药房的订货需求。PDC 第 α 周结束时的采购数量：$PQ(\alpha) = S_{pdc} - IQ_{pdc}(\alpha)$。收到医院 PDC 的采购需求后，$m$ 个药品供应商共同实施对 PDC 中心的补货。假定 $DS_i(\alpha)$ 表示第 i 个供应商在 α 周结束时对 PDC 补货数量，保证 PDC 不缺货，要求：

$$\sum_{i=1}^{m} DS_i(\alpha) \geqslant PQ(\alpha) \qquad (7.6)$$

五、系统目标

库存管理模式的目标是：不允许出现缺货，实现药品库存系统的总平均库存量最小化和总成本费用最小化。

医院 PDC 中心库存成本包括以下三部分。

（1）总订货配送成本：$DC_{pdc} = DCE_{pdc} + DCN_{pdc} = C_{1E} \times \sum\limits_{t=1}^{365} EOQ_{pdc}(t) + C_{1N} \times \sum\limits_{t=1}^{365} NOQ_{pdc}(t)$。

（2）总订货成本：$OC_{pdc} = OCE_{pdc} + OCN_{pdc} = C_{2E} \times N_E + C_{2N} \times N_N$。

（3）总库存持有成本：$IC_{pdc} = C_3 \times \overline{IQ_{pdc}(t)}$。

第 j 个分区药房库存成本包括以下三部分。

（1）配送成本：$DC_j = C_4 \times \sum\limits_{t=1}^{365} OQ_j(t)$。

（2）订货成本：$OC_j = C_5 \times \sum\limits_{j=1}^{n} \sum\limits_{t=1}^{365} U_j(t)$。

（3）库存持有成本：$IC_j = C_6 \times \overline{IQ_j(t)}$。

医院药品库存管理的年度总成本如下：

$$TC = DC_{pdc} + OC_{pdc} + IC_{pdc} + \sum_{j=1}^{n}(DC_j + OC_j + IC_j) \qquad (7.7)$$

111

第二节　问题求解

在上述模型目标函数中,每个患者的用药需求$RQ_{jkl}(t)$都是随机波动函数且具有阶段性变化特征,多重随机叠加导致整个需求具有很大的不确定性。采用解析方法求解具有很大的难度,且必须对实际数据进行大范围假设,这将导致结果与实际情况相去甚远。为有效解决该难题,采用仿真优化设计方法更具有可实现性。本研究采用离散仿真软件 Arena 13.5 对医院药房的药品库存建立仿真数学模型,进行多次重复试验,找到药品需求分布函数,采用粒子群优化算法 PSO 方法进行优化。

PSO 方法基本原理:

在 N 维空间内,种群 $X=\{X_1,X_2,X_i,\cdots,X_n\}$ 由 n 个粒子组成,其中 $X_i=\{X_{i1},X_{i2},X_{ij},\cdots,X_{in}\}^T$ 表示粒子 i 的位置,$V_i=\{V_{i1},V_{i2},V_{ij},\cdots,V_{in}\}^T$ 表示粒子 i 的速度,$P_i=\{P_{i1},P_{i2},P_{ij},\cdots,P_{in}\}^T$ 表示粒子 i 的个体极值,$P_g=\{P_{g1},P_{g2},P_{gi},\cdots,P_{gn}\}^T$ 表示全局极值。

根据 PSO 寻优原理,公式如下:

$$V_i(t+1)=\omega\times V_i(t)+c_1\times r_1\times[P_i(t)-X_i(t)]+c_2\times r_2\times[P_m(t)-X_i(t)]$$
$$(7.8)$$

$$X_i(t+1)=X_i(t)+V_i(t+1) \qquad (7.9)$$

公式中,$V_i(t)$ 表示粒子 i 在 t 时刻速度;ω 为惯性权重值;$X_i(t)$ 表示粒子 i 在 t 时刻的位置;$r_1\in(0,1)$、$r_2\in(0,1)$,两者为相互独立的随机参数;本研究 $c_1=c_2=2$。

优化步骤如下:

(1) 确定粒子群规模 N,并初始化。

(2) 确定各粒子适应值。

(3) 将各粒子适应值和上一步适应值的最优值比较:如果优于上一步,则将其视为当前局部最优;如果劣于上一步,则保留原局部最优值。

(4) 将各粒子适应值与所有粒子得到的全局最优值比较:如果优于上一步,则将其视为当前全局最优;如果劣于上一步,则保留原全局最优值。

(5) 按照公式(7.8)和公式(7.9)更新粒子位置和速度。

(6) 根据设定的终止条件,判断是否达到:达到,则停止迭代,输出结果;未达到,则返回第(2)步骤,反复迭代。

第三节　算例分析

一、原始数据采集处理

为深入掌握医院内药品库存管理的主要瓶颈,本研究通过发放问卷、观测统计、访谈调查等形式,在中南大学湘雅二医院进行了为期数月的观测。现有医院药品库存运作模式见图 7.2。

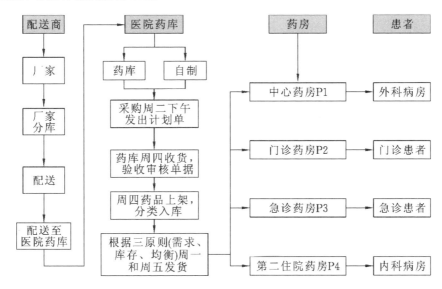

图 7.2　中南大学湘雅二医院现有药品库存运作模式

湘雅二医院药库常用药品包括 12 个大类 1500 余种,且每个品种的进出货频率和数量各不相同,相关需求数据分布函数见表 7.1,相关成本数据见表 7.2,库存容量约束数据见表 7.3。

表 7.1　医院药品多级库存需求数据

S_i	PDC	DC_j	W_{jk}	P_{jkl}需求分布情况
$S_1 - S_{10}$ (T,Q) $m=10$ 模式		DC_1	W_{11}	$P_{111} \sim PIOS(20)$,8p/d;$P_{112} \sim PIOS(102)$,9p/d; $P_{113} \sim EXPO(8)$,21p/d;$P_{114} \sim NORM(160,38)$,16p/d
			W_{12}	$P_{121} \sim NORM(50,3.2)$,7p/d;$P_{122} \sim EXPO(34)$,24p/d

S_i	PDC	DC_j	W_{jk}	P_{jkl}需求分布情况
S_1-S_{10} (T,Q) $m=10$ 模式		DC_1	W_{13}	$P_{131}\sim PIOS(18),11p/d;P_{132}\sim BETA(42,11),17p/d;$ $P_{133}\sim EXPO(43),8p/d;P_{134}\sim NORM(23,1.8),16p/d$
			W_{14}	$P_{141}\sim PIOS(145),28p/d;P_{142}\sim EXPO(28),6p/d$
			W_{15}	$P_{151}\sim PIOS(32),9p/d;P_{152}\sim BETA(37,6),23p/d$
			W_{16}	$P_{161}\sim EXPO(34),42p/d;P_{162}\sim NORM(45,2.9),21p/d$
			W_{17}	$P_{171}\sim PIOS(28),15p/d;P_{172}\sim BETA(32,6),13p/d;$ $P_{173}\sim EXPO(41),4p/d$
			W_{18}	$P_{181}\sim NORM(55,4),43p/d$
			W_{19}	$P_{191}\sim PIOS(45),8p/d;P_{192}\sim BETA(42,11),7p/d;$ $P_{193}\sim PIOS(18),11p/d$
		DC_2	W_{21}	$P_{211}\sim PIOS(18),11p/d;P_{132}\sim NORM(35,1.7)23p/d$
			W_{22}	$P_{221}\sim NORM(45,13),26p/d$
		DC_3	W_{31}	$P_{311}\sim NORM(51,7.2),37p/d;P_{312}\sim NORM(42,6.8),5p/d$
			W_{32}	$P_{321}\sim PIOS(48),9p/d;P_{322}\sim NORM(45,2.9),28p/d$
			W_{33}	$P_{331}\sim NORM(32,1.9),52p/d;P_{332}\sim PIOS(18),13p/d$
			W_{34}	$P_{341}\sim PIOS(33),9p/d;P_{342}\sim PIOS(45),22p/d;$ $P_{343}\sim BETA(35,6),17p/d$
			W_{35}	$P_{351}\sim PIOS(23),6p/d;P_{352}\sim BETA(42,11),5p/d;$ $P_{353}\sim NORM(45,3),9p/d$
			W_{36}	$P_{361}\sim NORM(45,2.9),21p/d;P_{362}\sim POIS(38),23p/d$
		DC_4	W_{41}	$P_{411}\sim EXPO(23),7p/d;P_{412}\sim NORM(53,5),9p/dP_{413}\sim EXPO(35),$ $8p/d;P_{414}\sim NORM(37,1.5),21p/d;P_{415}\sim BETA(34,8),12p/d$

表 7.2　医院药品多级库存管理相关成本数据

变量	C_{1E}	C_1	C_{2E}	C_2	C_3	C_4	C_5	C_6
成本参数	3	1	25	10	0.5	2	20	0.6

表7.3 医院药品多级库存容量约束数据

变量	QMAX$_1$	QMAX$_2$	QMAX$_3$	QMAX$_4$	QMAX$_{pdc}$
约束	100000	30000	120000	30000	500000

二、建立仿真模型

分析药品库存系统中的各要素,构建不同的功能体;根据药品库存量、配送次数、配送数量等变量统计规律,设置不同的变量函数公式;按照流程中各节点的服务能力,设置服务资源数量,建立的仿真模型见图7.3。

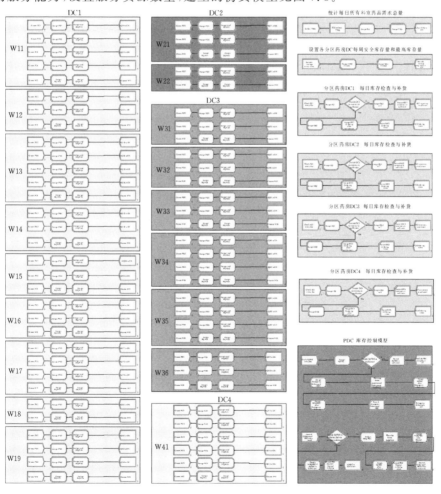

图7.3 中南大学湘雅二医院药房库存仿真模型

三、仿真实验及其结果分析

将图 7.2 的仿真模型在 Intel Core i5 及 4G 内存的平台下进行仿真实验,单次仿真单位时间长度确定为 365 天,重复试验 20 次,计算相关结果,并采用 PSO 方法进行最优化寻址计算。仿真实验总共耗时约 1 小时,基本满足实际需要。PSO 优化结果见表 7.4。

表 7.4　PSO 优化获得满意解

变量	取值	实际值	成本变量	数值	成本(元)
$QMAX_1$	$2.23RQ_1$	33789.63	EOQ_{pdc}	771.83	2315.48
$QMAX_2$	$2.31RQ_2$	5058.59	ENQ_{pdc}	27504.45	27504.45
$QMAX_3$	$2.16RQ_3$	20264.62	NOE	241.00	6025.00
$QMAX_4$	$2.19RQ_4$	3664.26	NON	50.00	500.00
$QMAX_{pdc}$	$4.34RQ_{pdc}$	129490.83	$\overline{IQ_{pdc}}$	79504.27	39752.14
SSQ_1	$1.14RQ_1$	17273.62	OQ_i	28282.20	56564.39
SSQ_2	$1.15RQ_2$	2518.35	NOQ_i	942.00	18840.00
SSQ_3	$1.18RQ_3$	11070.49	$\sum_{i=1}^{4}\overline{IQDC_i}$	53875.69	32325.42
SSQ_4	$1.15RQ_4$	1924.15	—	—	—
SSQ_{pdc}	$2.22RQ_{pdc}$	63041.59	—	—	183826.88 (年度总成本)

第四节　研究结论

针对医院内库存控制中存在的库存数量太高、资金占用大等问题,采取 Arena 建模并使用 PSO 方法优化求解,可以得到多次优化满意解。仿真实验结果表明,采用 Arena 建模可以明显降低复杂离散问题建模难度,PSO 方法的优化求解方法具有较快收敛性,两者结合可以高效率解决多级库存控制问题。鉴于模型假设具有一般性,该研究结果可应用于其他领域的多级库存控制问题。

第八章　分级诊疗体系匹配与优化

第一节　分级诊疗制度的动力与阻力

建立分级诊疗体系,加强顶层设计,科学设计基层首诊制度、双向转诊路径和关键环节,不仅有利于优化医疗资源配置,降低患者的医疗费用,构建和谐的医患关系,更能推动我国"看病难"问题的解决,是深化我国卫生医疗体制改革的有效措施。

中国分级诊疗制度的实践效果却并不令人满意。中国的大型综合医院"挂号难、看病难"的问题依然普遍存在并十分严峻。各级医疗机构提供的医疗服务不能达到同质化。由于医疗资源缺乏整合,无法形成有效的联动机制,双向转诊制度尚未完全建立,导致"大医院爆满,小医院冷清"。大医院无论如何执行预约门诊,患者还是"蜂拥而至";小医院不需要预约,患者来时即看,却是"寥寥无几"。2016 年,长沙市社区医院转上级医院门诊量 7.6 万余人次,上级医院转到社区医院门诊量不足 7000 人次;从社区医院转到上级医院转诊的住院人数有 8000 多人,从上级医院转到社区医院的住院人数不足 500 人,呈现出"上转容易、下转困难"的现象。

一、发达国家的先进经验

英国是实行分级诊疗制度最早、最严格的西方国家之一,经过多年发展和完善,分级诊疗制度成为英国福利制度中的一项典型制度。作为公民健康的"守门人",家庭医生指导患者科学有序就医、按需就诊。英国法律为社区首诊提供了法律保障,规定:公民或持 6 个月以上签证的外国公民必须在家庭医生处登记,并与其签约。非紧急情况下,社区居民生病后必须首先去看全科医生,由其决定后续的治疗方案,包括是否可以接受二级和三级医疗服务。英国各类病种有规范的临床路径,这有助于转诊的标准化。

美国是西方发达国家中唯一没有实现医保全民覆盖的国家,其医疗服务模式以私营医疗与保险为主,政府对特殊群体提供社会医疗保险。美国的医疗机构分为基层社区卫生服务机构、二级医院和三级医院,三类医院层次清晰,分工明确,能有效满足不同患者的医疗需求,为分级诊疗在美国的实践提供了坚实的基础。美国的医疗管理并非患者和医生之间的双向选择,而是更加注重对医疗服务提供者和医疗卫生管理机构进行监督,严格控制参与者的权益。疾病诊断治疗分类标准 (Diagnosis Related Groups,DRGs) 为各类保险的管理和报销提供了依据。DRGs 规定了疾病住院指征与时间周期,即某个病种或手术,当患者恢复到了某种程度,必须转到基层医疗机构或回家接受家庭医生治疗。否则,延期出院的治疗费用由患者承担。多年的实践表明,DRGs 不仅兼顾政府、医院、患者各方利益,还能约束患者的就医行为,有利于双向转诊的有序进行。

二、分级诊疗制度的利益相关者

分级诊疗体系的构建和运行涉及卫生服务的需求侧、供给侧、管理侧,主要参与者及其利益分析见表 8.1。

表 8.1 分级诊疗制度的利益相关者

利益相关者	利益	资源和权利	影响
卫生部门	公平、方便和高效的卫生系统	制定卫生政策,公立医疗机构所有权	高
医疗保险部门	维持医疗保险基金收支平衡	制定医疗保险政策、医疗保险基金	高
综合医院经理	在实施分级诊疗过程中避免患者流失和门诊人数减少	医院经营权	中
综合医院医务人员	工作量不增加,收入不减少	医疗技术(专家),医疗资源配置	低
社区医院经理	服务能力增强,服务量适度增加	医院经营权	中
社区医院医务人员	收入增加,工作量可在容忍范围内	医疗技术(一般学科),医疗资源配置	低
患者	安全、有效、方便、低价的卫生服务	医疗选择、医疗费用	高
药品与设备供应商	提高产品市场份额和利润	药品、设备医疗器械、基金	低

三、经验借鉴

利益相关者对分级诊疗制度兼具推动作用与阻碍作用。分级诊疗制度及其政策预期能否实现,取决于两者之间的动态平衡。

卫生部门和医保部门是推动分级诊疗的主要力量,实施分级诊疗有利于优化医疗卫生资源配置,降低患者就医成本,控制医药卫生支出,这也是卫生部门和医保部门的主要职责。然而,二者在分级诊疗的具体实施路径上却一直存在分歧。卫生部门从供应方的角度出发,主张通过行政手段对医疗服务体系进行整体规划和布局,并对各级各类医疗卫生机构的功能进行明确、合理定位,进而采取综合措施引导居民/患者"适应"这种制度安排,最终实现分级诊疗。医保部门则从需求方的角度出发,倾向于以日益多元化的健康需求为导向,以居民/患者为中心,建立基于医师多点执业或自由执业的家庭(全科)医生签约制度,通过相配套的医保支付方式改革理顺医生的收入机制,实现居民/患者与医生之间长期稳定的关系,从而向居民/患者提供连续性的医疗服务和全程化的健康管理服务。

根据分级诊疗的基本原则,综合医院主要承担疑难重症的诊疗工作和科研教育工作,应当将慢性病和常见病患者逐渐分流到基层。因此,对于医院来说,实施分级诊疗有可能意味着门诊量的流失,若无其他补偿措施,则将造成经济收入的减少,这对医院管理者和医务人员来说是不利的。在这种情况下,医院管理人员和医务人员对分级诊疗的抵触和阻碍将有可能加剧。要想从根本上减轻大型公立医院对分级诊疗的阻碍,政府应当采取系统而有效的措施完善其运行发展模式,特别是破除公立医院的逐利机制。

基层医疗卫生机构管理者和医务人员的利益诉求与分级诊疗的政策预期基本吻合,总体来看,二者都希望分级诊疗能够得到推行,也愿意积极参与其中。要进一步激发其积极性,需要解决 3 个关键问题:一是提高社区医院和家庭医生的社会声望;二是保证家庭医生职业地位;三是提高社区医院和家庭医生的待遇。

患者是分级诊疗的主要受益者,但也有可能成为最大的阻碍因素。在分级诊疗系统中,患者需要接受他们不信任的社区医生的治疗,而如果未经转诊直接去大医院就诊则将支付更高的费用,或只得到更低比例的报销。所以,无论是从就医习惯上或主观感受上,患者都有可能对分级诊疗产生抵触情绪。因此,政府需要对患者进行相关的宣传、指导,加深患者对于分级诊疗制度的理解和认同。

药品和设备供应商将选择性地参与部分环节,并有望成为分级诊疗的推动力量。当前,基于互联网、物联网、大数据、云服务的实际应用正在医疗卫生领域迅速发展,精准医疗、智慧医疗、移动医疗、数字医疗、在线医疗等理念已经逐渐变为现实,各类医生协作组织不断兴起,网上虚拟医药机构开始探索建立。这些创新的模式将明显改善医疗资源利用效率,为分级诊疗提供技术支持。

第二节　分级诊疗系统的多场景动态匹配

世界各地的医疗管理部门正面临着越来越大的压力,要求增加医疗资源的数量和提高医疗服务质量。医疗资源的"可得性"是社会医疗的一个重要目标(特别是在快速城市化的国家或地区)。医疗资源供需矛盾主要表现为数量短缺和配置不当。针对日益严峻的医疗资源供需形势,一些发达国家采取了"三级医疗服务网络"(英国)和"家庭医生"(日本)等多种形式的分级诊疗制度,以提高医疗资源利用效率。2015 年,中国政府颁布了《关于推进分类治理体系建设的指导意见》,旨在深化医药卫生体制改革,有效配置医疗资源,促进基本医疗卫生服务均等化。

学术界对分级诊疗制度实施的条件和影响已经产生了诸多研究成果。结果表明,医疗服务资源市场是多从属性和多非关联平台的复杂双边市场。市场参与主体之间双边匹配决策的有效性是医疗资源优化配置的前提。然而,有一个问题似乎没有引起足够的重视——不同情况下医疗资源的最佳配置。确切地说,以往的研究很少考虑到医疗服务资源主体在参与合作博弈时的不同优先级及影响。

从中国政府收集的数据来看,近年来,中国政府在医疗卫生方面投入了大量资金(2009—2015 年超过 3 万亿元),增加了医院、医生等医疗资源的供给。截至 2016 年 11 月,中国注册医院总数从 2008 年的 19822 家增至 28751 家。在中国政府的努力下,人均医疗资源数量迅速增长,接近意大利、西班牙、日本和韩国等国家(原卫生部统计信息中心,2016 年)。但是,每年来医院就诊的患者数量不断增加(《2017 年中国卫生和计划生育发展统计公报》显示,2016 年总就诊人数增加了 78 亿),有证据表明,一些综合医院采取了某些行动,避免了过度拥挤,但是社区医院的医疗资源却经常闲置,医疗资源的优化配置仍然是重中之重。

几乎所有的医疗资源的利用率都表现出对于数量的依赖性,即依赖于患者到达率。不同医院的患者人数有所不同,但医疗资源供应的数量在短期内不能灵活配置。在患者未进行预约且其决策影响力多变的情况下,患者数量将会无征兆地快速增长,医疗资源利用率不高,医疗服务水平明显下降。本研究的目的是确定上下级医院与患者之间的最佳匹配,以实现医疗资源在不同场景下的最大利用率和最高满意度。

一、文献回顾

建立一个具有时变需求的服务系统是一个很大的挑战,传统的匹配理论不能直接应用到这类系统中,因为其主要参数(主要是满意度矩阵)往往是随机变化的,匹配系统不能得到稳定的匹配结果。在过去的 20 年里,学者们进行了诸多研究,并且已经发展了许多方法[①]。

匹配决策方法的目的在于通过提高匹配定价决策和匹配稳定性,提高双边市场匹配的管理效果。Rochet 等(2008)提出了双边市场匹配的价格均衡条件:当固定成本及收益不存在时,价格结构必须满足 $-\dfrac{p^i - (c - p^j)}{p^i} = \dfrac{1}{\eta^i}$;当使用费不存在时,价格结构必须满足 $-\dfrac{p^i - (-b^j)}{p^i} = \dfrac{1}{\eta^i}$。Boudreau 等(2014)提出了双边市场匹配定价决策的 4 个因素:双边市场价格弹性、网络外部性强度、单归属和多归属以及产品差异化。Ingolfsson(2010)提出了一种纵向双边市场匹配定价策略,Feldman 等(2008)得到了当参与者之间存在不平等时的双边市场匹配的定价模型。在具体的应用领域的双边市场匹配定价决策研究也逐渐成为研究热点,包括电子商务平台定价、可再生能源电力系统定价、自媒体社交平台定价、媒体双边定价模式决策。

稳定匹配方案可以保持匹配主体之间的稳定关系,提高双边市场的效率,众多研究都致力于寻找稳定匹配方案。Ashlagi 等(2011)利用不动点理论来寻求稳定匹配,并指出双边匹配是 Knaster-Tarski 不动点问题,非双边匹配是 Kakutani 不动点问题。Sarne 等(2008)发现了一种提高稳定匹配算法效率的方法。Munro 等(2006)证明了即使匹配主体的得分和偏好排序是一致的稳定婚姻匹配问题,它仍然是一个强 Np-hard 问题。

关于双边市场匹配算法的研究成果丰富,如研究婚姻匹配中的线性规划模型、解决招生匹配问题的 Gale-Shapley 算法。稳定匹配算法通过设置稳定匹配结构中不可逆效用和可转移效用的稳定分配子集,采用图论求解。利用 Hospital-Resident 算法求解 1－n 双边匹配的一方最优稳定结果。基于 Break-Marring 算子的递归算法可以得到更稳定的匹配结果。改进的匹配决策算法包括累积前景理论决策算法、基于感知效用的多目标优化算法、贪婪随机适应算法的路径重连过程、利益相关者偏好融合算法。

---

① Gale D, Shapley L S. College admissions and the stability of marriage[J]. The American Mathematical Monthly, 2013, 120(5):386-391.

医疗资源双边市场的参与者的能力和偏好是动态的,因此难以实现稳定匹配。传统的静态匹配模型和算法不能适应动态变化,不能满足优化目标。值得注意的是,医疗需求的快速增长和医疗资源的日益不足是导致医院负荷过大的主要原因。然而,根据我国医院的调查数据,患者与医院的匹配效率低下导致医疗资源利用不平衡,进而导致部分医院负荷过大。优化医疗资源匹配模型能够显著提高医疗资源利用率,相比于无限制地增加资源投入,它显然更具成本效益。本节首先提出了一个患者-医院(P-H)模型;接着对综合满意度矩阵的计算,特别是综合满意度的多场景计算,进行了说明;随后设计了模型求解和决策步骤,并进行案例研究和讨论;最后提出结论。

二、符号定义

在分级诊疗系统中,医疗资源可分为两类:上级医院集合 A、下级医院集合 B。患者生病时,先到下级医院 B 进行初步治疗。如果在下级医院 B 无法治愈,患者会通过匹配平台找到合适的转诊接受者上级医院 A。上级医院 A 将根据自身医疗能力和服务资源,决定是否接受转诊请求。如果不能接受,下级医院 B 将需要再次选择一个上级医院 A 作为转诊医院,直到获得满意的匹配,得到全局最优稳定匹配方案。

上级医院集合 $A = \{A_1, A_2, \cdots, A_m\}$,$A_i$ 是 A 中的一个子集,$I = \{1, 2, \cdots, m\}$,$i \in I$。下级医院集合 $B = \{B_1, B_2, \cdots, B_n\}$,$B_j$ 是 B 中的一个子集,$J = \{1, 2, \cdots, n\}$,$j \in J$。A_i 可以接受的主体 B 的数量为 s_i,$\sum_{i=1}^{m} s_i = S$。任意 B_j 只可匹配一个主体 A_i,不考虑损失,令 $2 \leqslant S \leqslant n$。构建一个典型的 1-n 双边匹配问题(见图 8.1)。

R 是集合 A 对集合 B 的优先顺序矩阵,$R = [r_{ij}]_{m \times n}$,$r_{ij}$ 是 A_i 对 B_j 的优先顺序,$r_{ij} \in I$。类似地,T 是集合 B 对集合 A 的优先顺序矩阵,$T = [t_{ij}]_{m \times n}$,$t_{ij}$ 是 B_j 对 A_i 的优先顺序,$t_{ij} \in J$。为了实现稳定匹配,Roth(1985)给出了如下定义。

定义 1 1-n 双边匹配

映射 $\mu: \mu: A \cup B \rightarrow B \cup A$,$\forall A_i \in A, B_j \in B$,满足以下条件,映射为 1-n 双边匹配。

(1) $\mu(A_i) \in B \cup \{A_i\}$;

(2) $\mu(B_j) \in A \cup \{B_j\}$;

(3) 如果 $\mu(A_i) = \{B_{j1}, \cdots, B_{js_i}\}$,并且 $\{j_1, \cdots, js_i\} \in J$,那么 $\mu(B_{j1}) = A_i$,$\cdots, \mu(B_{js_i}) = A_i$;

(4) 如果 $\mu(B_j) = A_i$,那么 $B_j \in \mu(A_i)$;

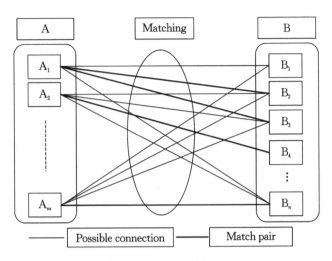

图 8.1　1－n 双边匹配

（5）$\forall i,l \in I, i \neq l, \mu(A_i) \cap \mu(A_l) = \varnothing$。

定义 2　匹配方案

若 $\mu(A_i) = B_j, A_i \in \mu(B_j)$，称 $\mu_1(A_i, B_j)$ 为 μ-matched 匹配对；若 $\mu(B_j) \notin A, \mu(B_j) = B_j, B_j$ 不存在合适的 A 进行匹配，称 $\mu_2(B_j, B_j)$ 为 μ-unmatched 匹配对，所有的 μ-matched 匹配对与 μ-unmatched 匹配对构成匹配方案 $\theta, \theta = \mu_1 \cup \mu_2$，$\mu_1 = \{A_i, B_{f(i)} | i \in I\}$，$\mu_2 = \{B_j, B_j | j \in J / \{f(1), f(2), \cdots, f(m)\}\}$，$f(i) \in J$，$\forall k, l \in I, k \neq l, f(k) \neq f(l)$。

定义 3　阻碍匹配对

对于 1－n 双边匹配，如果 μ-matched 满足下列任一条件，则为阻碍匹配对：

（1）$\exists A_i, A_l \in A, B_j, B_k \in B, \mu(A_i) = B_k, \mu(A_l) = B_j, r_{ij} < r_{ik}$，且 $t_{ij} < t_{lj}$；

（2）$\exists A_i \in A, B_j, B_k \in B, \mu(A_i) = B_k, \mu(B_j) = B_j$，且 $r_{ij} < r_{ik}$；

（3）$\exists A_i, A_l \in A, B_j \in B, \mu(A_l) = B_j, \mu(A_i) = A_i$，且 $t_{ij} < t_{lj}$；

（4）$\exists A_i \in A, B_j \in B, \mu(A_i) = A_i, \mu(B_j) = B_j$。

定义 4　稳定匹配方案

对于 1－n 双边匹配，如果不存在阻碍匹配对，则是一个稳定的匹配方案。

不同医院在设施、服务水平、管理机制、利润分配等方面存在诸多差异。医院的标准化程度较低，就无法直接用定量方法确定评价值。考虑到不同医疗资源提供者之间的竞争—合作关系，采用满意度方法来评估满意度也是一种可行的措施。

在相关研究中，满意度是一个基于严格偏好顺序的数学变换，前提是偏好顺序严格且不变，严格偏好顺序是数学变换的基础。此外，偏好值之间的差异大小也没有引起注意。权重的确定方法主要基于定性分析。不同语境下的偏好价值均衡分析很少。由于这些原因，大多数匹配结果与实际情况存在差异。本研究首先要解决如何在多背景下获得变量综合满意度矩阵和权重矩阵。

三、模型建立

1. 分解过程

在 1-n 双边匹配中，主体 A_i 可以接受的 B 的数量为 s_i。因此，A_i 可以分解为 s_i 个虚拟实体 $\{A_i^1, A_i^2, \cdots, A_i^{s_i}\}$，它们具有相同的优先级。对于任何虚拟主体 $A_i^{\delta_i}$，可匹配的对象数为 $1(1 \leqslant \delta_i \leqslant s_i)$。转换后，A 记为 $\widetilde{A}$，如下所示：

$$\widetilde{A} = \begin{cases} [A_1^1, A_1^2, \cdots, A_1^{s_1}]^T s_1 \\ \quad \vdots \\ [A_i^1, A_i^2, \cdots, A_i^{s_i}]^T s_i \\ \quad \vdots \\ [A_m^1, A_m^2, \cdots, A_m^{s_m}]^T s_m \end{cases} \tag{8.1}$$

$\widetilde{R}$ 是 $\widetilde{A}$ 的优先顺序矩阵，$\widetilde{R} = [r_{ij}^{\delta_i}]_{s \times n}$，$r_{ij}^{\delta_i}$ 是 $A_i^{\delta_i}$ 对 B_j 的优先顺序，$1 \leqslant \delta_i \leqslant s_i$。

$$\widetilde{R} = \begin{cases} [R_R^{\delta_i}, R_1^2, \cdots, R_1^{s_1}]^T s_1 \\ \quad \vdots \\ [R_i^1, R_i^2, \cdots, R_i^{s_i}]^T s_i \\ \quad \vdots \\ [R_m^1, R_m^2, \cdots, R_m^{s_m}]^T s_m \end{cases} \tag{8.2}$$

2. 单边满意度矩阵

单边满意度公式如下：

$$\alpha_{ij} = \left(\frac{1}{r_{ij}}\right)^{\varepsilon_A}, i \in I; j \in J \tag{8.3}$$

$$\beta_{ij} = \left(\frac{1}{t_{ij}}\right)^{\varepsilon_B}, i \in I; j \in J \tag{8.4}$$

为了防止元素 0 的出现，修改后的单边满意度公式如下：

$$\alpha_{ij} = \left(\frac{1}{r_{ij}} + \frac{1}{2m}\right)^{\varepsilon_A}, i \in I; j \in J \tag{8.5}$$

$$\beta_{ij} = \left(\frac{1}{t_{ij}} + \frac{1}{2n}\right)^{\varepsilon_B}, i \in I; j \in J \tag{8.6}$$

根据上述的 A_i 分解过程：

$$r_{ij} = r_{ij}^1 = r_{ij}^2 = , \cdots, = r_{ij}^{\delta_i} = , \cdots, = r_{ij}^{s_i} \quad i \in I; 1 \leqslant \delta_i \leqslant s_i; j \in J$$

$$t_{ij} = t_{ij}^1 = t_{ij}^2 = , \cdots, = t_{ij}^{\delta_i} = , \cdots, = t_{ij}^{s_i} \quad i \in I; 1 \leqslant \delta_i \leqslant s_i; j \in J$$

基于单边满意度公式，$\forall i \in I, 1 \leqslant \delta_i \leqslant s_i, j \in J, 0 < \varepsilon \leqslant 1$，

$$\alpha_{ij}^1 = \alpha_{ij}^2 = , \cdots, = \alpha_{ij}^{\delta_i} = , \cdots, = \alpha_{ij}^{s_i} = \left(\frac{1}{r_{ij}} + \frac{1}{2s} \right)^{\varepsilon_A} \tag{8.7}$$

$$\beta_{ij}^1 = \beta_{ij}^2 = , \cdots, = \beta_{ij}^{\delta_i} = , \cdots, = \beta_{ij}^{s_i} = \left(\frac{1}{t_{ij}} + \frac{1}{2n} \right)^{\varepsilon_B} \tag{8.8}$$

$\alpha_{ij}^{\delta_i}$ 和 $\beta_{ij}^{\delta_i}$ 满足下列方程式：

(1) $0 < \alpha_{ij}^{\delta_i} \leqslant 1, 0 < \beta_{ij}^{\delta_i} \leqslant 1$；

(2) $\forall j, k \in J$，

如果 $r_{ij}^{\delta_i} < r_{ik}^{\delta_i}$，那么 $\alpha_{ij}^{\delta_i} > \alpha_{ik}^{\delta_i}$；

$\forall i \in I; 1 \leqslant \delta_i \leqslant s_i$，

如果 $t_{ij}^{\delta_i} < t_{lj}$，那么 $\beta_{ij}^{\delta_i} > \beta_{lj}$。

(3) ε 越大，满意度下降速度越快。

得到单边满意度矩阵后，需要考虑两个问题：

第一，其他主体偏好价值的差异。当其非常大时，表明这个主体是有争议的，应该引起注意。

第二，单方面满足度之间的差异，如 $\alpha_{ij}^{\delta_i}$ 和 $\beta_{ij}^{\delta_i}$。如果 $| \alpha_{ij}^{\delta_i} - \beta_{ij}^{\delta_i} |$ 是非常大的，这说明相互之间的差异很大。如果这两个组成配对，很容易产生"单侧心理鸿沟"，削弱配对的稳定性。本研究利用权重来解决这两个问题。

3. 影响权重

根据香农（Shannon）定理对平均信息熵的定义，依据同一主体的满意度系数（如 $A_i^{\delta_i}$）对其他主体的满意度（如 B_j）可以确定影响权重。

步骤1 计算熵的满意度

计算比重 $p_{ij\beta}^{\delta_i}$，$\forall i \in I; 1 \leqslant \delta_i \leqslant s_i$，

$$p_{ij\beta}^{\delta_i} = \frac{\beta_{ij}^{\delta_i}}{\sum\limits_{j=1}^{n} \beta_{ij}^{\delta_i}}, \beta_{ij}^{\delta_i} > 0, \sum\limits_{j=1}^{n} \beta_{ij}^{\delta_i} > 0; \tag{8.9}$$

得到偏好序列的熵 $e_{i\beta}^{\delta_i}$。

$$e_{i\beta}^{\delta_i} = -k \sum\limits_{j=1}^{n} p_{ij\beta}^{\delta_i} \ln(p_{ij\beta}^{\delta_i}) \tag{8.10}$$

如果 $\forall j \in J, p_{ij\beta}^{\delta_i} = \frac{1}{n}$，那么信息量最小，"熵"达到最大值1。易见 $k = \frac{1}{\ln n}$，并得到以下等式：

$$e_{ij\beta}^{\delta_i} = -\frac{1}{\ln n}\sum_{j=1}^{n} p_{ij\beta}^{\delta_i} \ln(p_{ij\beta}^{\delta_i}) \tag{8.11}$$

同样地,可以得到 e_{ja}:

$$e_{ja} = -\frac{1}{\ln s}\sum_{i=1}^{m}\sum_{\delta_i=1}^{s_i} p_{ija}^{\delta_i} \ln(p_{ija}^{\delta_i}) \tag{8.12}$$

步骤 2 计算差分系数

$\forall i \in I, 1 \leqslant \delta_i \leqslant s_i, j \in J, e_{ij\beta}^{\delta_i}$ 可以代表其稀缺性和信息含量。用差分系数来表示,

$$g_{ja} = 1 - e_{ja}, \ g_{ij\beta}^{\delta_i} = 1 - e_{ij\beta}^{\delta_i}, i \in I; 1 \leqslant \delta_i \leqslant s_i; j \in J;$$

步骤 3 计算影响权重

对差分系数进行归一化,得到影响权重。

$$w_i^{\delta_i} = \frac{g_{ij\beta}^{\delta_i}}{\sum_{i=1}^{m}\sum_{\delta_i=1}^{s_i} g_{ij\beta}^{\delta_i}} \tag{8.13}$$

$$w_j = \frac{g_{ja}}{\sum_{j=1}^{n} g_{ja}} \tag{8.14}$$

4. 多场景下的综合满意度

本研究采用综合满意度集成函数 $\tau(\cdot)$ 差分调节函数 $\phi(\cdot)$ 来反映各部分之间单边满意度之间的差异。$\tau(\cdot)$ 与 $\phi(\cdot)$ 加总得的综合满意度 $\mu(A_i^{\delta_i}, B_j)$,记为 $\sigma_{ij}^{\delta_i}$,之后可得综合满意度矩阵 Θ。

$\tau(\cdot)$ 是严格递增的函数,随着双方的单边匹配满意度的增加而增加。$\phi(\cdot)$ 是一个递减函数,随着双方单侧满意度的绝对差异而变化。

在分级诊疗系统中,有 4 种可能的情况:

场景 1 上级医院对匹配有决定性影响,综合满意度主要由上级医院决定。

$$\tau(\cdot)^a = \alpha_{ij}^{\delta_i w_i^{\delta_i}}, \varphi(\cdot)^a = |\alpha_{ij}^{\delta_i} - \beta_{ij}^{\delta_i}|^{-(w_i^{\delta_i})}$$

$$\sigma_{ij}^{\delta_i a} = \alpha_{ij}^{\delta_i w_i^{\delta_i}} + |\alpha_{ij}^{\delta_i} - \beta_{ij}^{\delta_i}|^{-(w_i^{\delta_i})} \tag{8.15}$$

场景 2 下级医院对匹配有决定性影响,综合满意度主要由下级医院决定。

$$\tau(\cdot)^{(b)} = \beta_{ij}^{\delta_i w_j}, \varphi(\cdot)^{(b)} = |\alpha_{ij}^{\delta_i} - \beta_{ij}^{\delta_i}|^{-(w_j)} \sigma_{ij}^{\delta_i (b)}$$

$$= \beta_{ij}^{\delta_i w_j} + |\alpha_{ij}^{\delta_i} - \beta_{ij}^{\delta_i}|^{-(w_j)} \tag{8.16}$$

场景 3 建立伙伴关系,综合满意度由双边综合得出。

$$\tau(\cdot)^c = \alpha_{ij}^{\delta_i w_i^{\delta_i}} + \beta_{ij}^{\delta_i w_j}, \varphi(\cdot)^c = |\alpha_{ij}^{\delta_i} - \beta_{ij}^{\delta_i}|^{-[\max(w_i^{\delta_i}, w_j)]}$$

$$\sigma_{ij}^{\delta_i c} = \alpha_{ij}^{\delta_i w_i^{\delta_i}} + \beta_{ij}^{\delta_i w_j} + |\alpha_{ij}^{\delta_i} - \beta_{ij}^{\delta_i}|^{-[\max(w_i^{\delta_i}, w_j)]} \tag{8.17}$$

场景 4　关系稳定平衡,通过双方均衡协调获得综合满意度。

$$\tau(\cdot)^d = \alpha_{ij}^{\delta_i} {}^{w_j} + \beta_{ij}^{\delta_i} {}^{w_i^{\delta_i}}, \varphi(\cdot)^d = |\alpha_{ij}^{\delta_i} - \beta_{ij}^{\delta_i}|^{-\lceil \max(w_i^{\delta_i}, w_j) \rceil}$$

$$\sigma_{ij}^{\delta_i}{}^d = \alpha_{ij}^{\delta_i} {}^{w_j} + \beta_{ij}^{\delta_i} {}^{w_i^{\delta_i}} + |\alpha_{ij}^{\delta_i} - \beta_{ij}^{\delta_i}|^{-\lceil \max(w_i^{\delta_i}, w_j) \rceil} \tag{8.18}$$

在上述 4 种情况下,综合满意度矩阵 Θ 将被规范化以获得权重矩阵 W,$w_{ij}^{\delta_i}$ 是 $A_i^{\delta_i}$ 和 B_j 的在两偶图中配对的权重,公式为

$$w_{ij}^{\delta_i} = \frac{\sigma_{ij}^{\delta_i}}{\max\limits_{i, \delta_i, j} \sigma_{ij}^{\delta_i}} i \in I; 1 \leqslant \delta_i \leqslant s_i; j \in J \tag{8.19}$$

四、求解算法

1. 求解方法

根据前文,可以得到稳定的匹配约束,优化目标为匹配双侧的最大总数,优化模型如下:

$$\max Z = \sum_{i=1}^{m} \sum_{\delta_i=1}^{s_i} \sum_{j=1}^{n} \sigma_{ij}^{\delta_i} x_{ij}^{\delta_i} \tag{8.20}$$

s. t.

$$\sum_{j=1}^{n} x_{ij}^{\delta_i} = 1 \ i \in I, 1 \leqslant \delta_i \leqslant s_i;$$

$$\sum_{i=1}^{m} \sum_{\delta_i=1}^{s_i} x_{ij}^{\delta_i} \leqslant 1 \ ; j \in J;$$

$$x_{ij}^{\delta_i} + \sum_{k: r_{ik}^{\delta_i} \leqslant r_{ij}^{\delta_i}} x_{ik}^{\delta_i} + \sum_{l: t_{lj} \leqslant t_{ij}^{\delta_i}} x_{lj} \geqslant 1; i \in I, 1 \leqslant \delta_i \leqslant s_i; j \in J$$

$$x_{ij}^{\delta_i} = 0, 1 i \in I; 1 \leqslant \delta_i \leqslant s_i; j \in J$$

$$x_{ij}^{\delta_i} \text{ 为 } 0-1 \text{ 变量}, \ x_{ij}^{\delta_i} = \begin{cases} 1, A_i^{\delta_i} = \mu(B_j) \\ 0, A_i^{\delta_i} \neq \mu(B_j) \end{cases}$$

在该模型中,优化结果是两偶图的最大匹配。约束公式(8.20)表明 $A_i^{s_i}$ 只能与集合 B 中的一个主体匹配,任一 B_j 只能与集合 A 中的一个主体匹配。在公式(8.1)中,集合 A 的所有顶点都是完全饱和匹配点,而集合 B 的只有一部分是完全饱和匹配点。公式(8.20)是稳定匹配约束,所有列和行包含 $x_{ij}^{\delta_i}$,配对 $\mu(A_i^{\delta_i}, B_j)$。

$A_i^{\delta_i}$ 的优先级比 $r_{ij}^{\delta_i}$ 更高,B_j 的优先级比 $t_{ij}^{\delta_i}$ 更高,必须至少有一组配对,以消除阻碍匹配对。约束公式(8.20)表示是否有任一主体 $A_i^{s_i}$ 连接到 B_j 的顶点,1 表示连接,0 表示未连接。以上是一个整数规划模型,可以用 LINGO 软件求解。如果计算量很大,则可以用遗传算法来解决。

2．决策步骤

步骤 1　得到基于偏好值的偏好序矩阵。

步骤 2　添加要生成的虚拟主题元素 A，然后将 1－n 匹配问题转换为 1－1 匹配问题。

步骤 3　根据公式(8.1)～公式(8.4)得到单侧满意度矩阵、熵值、差分系数和影响权重。

步骤 4　用公式(8.15)～公式(8.19)计算综合满意度，得到所有权矩阵。

步骤 5　建立模型，公式(8.20)，求解得到最优匹配方案。

步骤 6　探讨不同模式下的匹配满意度。

五、案例研究与讨论

1．案例研究

为对上述方法进行验证，选取了长沙市 3 所三级医院和 7 所社区医院进行了为期 7 天的问卷调查。三级医院是上级医院，社区医院是下级医院。根据调查数据，三级医院的日均接诊高达 8043 人次，而社区医院的日均接诊仅为 976 人次，见图 8.2、图 8.3。社区医院每日转出至三级医院见图 8.4，三级医院的每日接受社区医院转移见图 8.5。由于受访的 10 家医院没有建立严格的排他性转诊制度，每日总转诊量不等于转诊的数量。

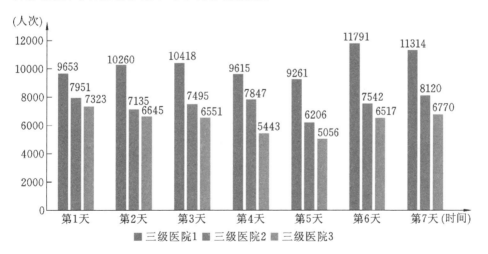

图 8.2　三级医院每日接诊人次

为提高医疗资源的利用效率，地方政府开展了分级诊疗合作。医院编号如

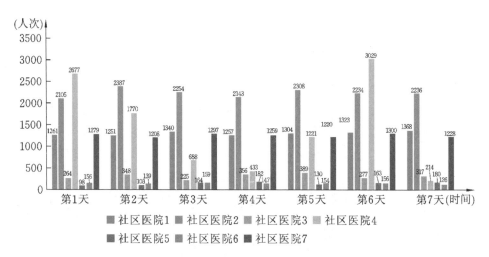

图 8.3　社区医院每日接诊人次

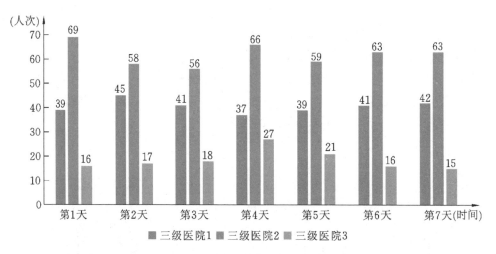

图 8.4　三级医院每日转入人次

下：三级医院 (A_1, A_2, A_3) 以及社区医院 $(B_1, B_2, B_3, B_4, B_5, B_6, B_7)$，$B_j$ 可以被 A_i 接受的患者数量由医院管理专家进行估计，数字假定为"2,3,1"。

　　为了验证该算法在稳定性方面的优越性,将多场景动态匹配算法的仿真计算结果同随机匹配算法、基于部分偏好信息的严格匹配算法(简称"F-Y"算法)进行了比较。上级医院按照医疗数据完整性与准确性、转诊及时性、空间距离等指标,确定下级医院的严格排序(见表 8.2)。另外,下级医院根据技术水平、收益分配、空间距离、信息系统等指标,确定上级医院的严格排序(见表 8.3)。

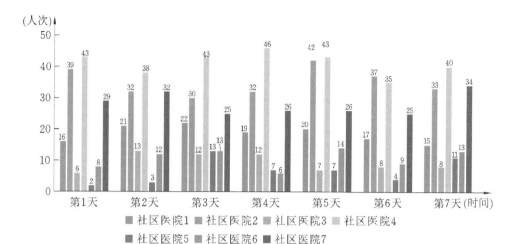

图 8.5　社区医院每日转出人次

表 8.2　下级医院的严格排序

上级医院	严格排序
A_1	$B_7 > B_5 > B_3 > B_6 > B_2 > B_4 > B_1$
A_2	$B_1 > B_3 > B_6 > B_5 > B_4 > B_2 > B_7$
A_3	$B_5 > B_6 > B_4 > B_1 > B_3 > B_7 > B_2$

表 8.3　上级医院的严格排序

下级医院	严格排序
B_1	$A_2 > A_3 > A_1$
B_2	$A_2 > A_1 > A_3$
B_3	$A_3 > A_2 > A_1$
B_4	$A_3 > A_1 > A_2$
B_5	$A_2 > A_3 > A_1$
B_6	$A_2 > A_1 > A_3$
B_7	$A_1 > A_3 > A_2$

步骤 1　得到基于偏好值的偏好序矩阵。

$$R=\begin{bmatrix} & B_1 & B_2 & B_3 & B_4 & B_5 & B_6 & B_7 \\ A_1 & 7 & 5 & 3 & 6 & 2 & 4 & 1 \\ A_2 & 1 & 6 & 2 & 5 & 4 & 3 & 7 \\ A_3 & 4 & 7 & 5 & 3 & 1 & 2 & 6 \end{bmatrix}$$

$$T=\begin{bmatrix} & B_1 & B_2 & B_3 & B_4 & B_5 & B_6 & B_7 \\ A_1 & 3 & 2 & 3 & 2 & 3 & 2 & 1 \\ A_2 & 1 & 1 & 2 & 3 & 1 & 1 & 3 \\ A_3 & 2 & 3 & 1 & 1 & 2 & 3 & 2 \end{bmatrix}$$

步骤 2 添加虚拟主体元素生成 A,然后将 1-n 匹配问题转换为 1-1 匹配问题。考虑到上级医院和下级医院的偏好变化水平,令 $\epsilon_A=0.6, \epsilon_B=0.5$,得到单侧满意度矩阵 A 和 B。

$$A=[A_1^1, A_1^2, A_2^1, A_2^2, A_3^3, A_3^1] \quad A=[\alpha_{ij}^{\delta_i}]_{6\times7}$$

$$=\begin{bmatrix} 0.41 & 0.47 & 0.59 & 0.44 & 0.72 & 0.52 & 1.05 \\ 0.41 & 0.47 & 0.59 & 0.44 & 0.72 & 0.52 & 1.05 \\ 1.05 & 0.44 & 0.72 & 0.47 & 0.52 & 0.59 & 0.41 \\ 1.05 & 0.44 & 0.72 & 0.47 & 0.52 & 0.59 & 0.41 \\ 1.05 & 0.44 & 0.72 & 0.47 & 0.52 & 0.59 & 0.41 \\ 0.52 & 0.41 & 0.47 & 0.59 & 1.05 & 0.72 & 0.44 \end{bmatrix}$$

$$B=[\beta_{ij}^{\delta_i}]_{6\times7}=\begin{bmatrix} 0.64 & 0.76 & 0.64 & 0.76 & 0.64 & 0.76 & 1.04 \\ 0.64 & 0.76 & 0.64 & 0.76 & 0.64 & 0.76 & 1.04 \\ 1.04 & 1.04 & 0.76 & 0.64 & 1.04 & 1.04 & 0.64 \\ 1.04 & 1.04 & 0.76 & 0.64 & 1.04 & 1.04 & 0.64 \\ 1.04 & 1.04 & 0.76 & 0.64 & 1.04 & 1.04 & 0.64 \\ 0.76 & 0.64 & 1.04 & 1.04 & 0.76 & 0.64 & 0.76 \end{bmatrix}$$

步骤 3 根据公式(8.1)～公式(8.4)得到单侧满意度矩阵、熵值、差分系数和影响权重。

$$e_{1\beta}^1=e_{1\beta}^2=0.9925, e_{2\beta}^1=e_{2\beta}^2=e_{2\beta}^3=0.9887, e_{3\beta}^1=0.9906;$$

$$g_{1\beta}^1=g_{1\beta}^2=0.0075, g_{2\beta}^1=g_{2\beta}^2=g_{2\beta}^3=0.0113, g_{3\beta}^1=0.0094;$$

$$w_{1\beta}^1=w_{1\beta}^2=0.1280, w_{2\beta}^1=w_{2\beta}^2=w_{2\beta}^3=0.1940, w_{3\beta}^1=0.1619;$$

$$e_{1\alpha}=0.9780, e_{2\alpha}=0.7938, e_{3\alpha}=0.9525, e_{4\alpha}=0.8267,$$

$$e_{5\alpha}=0.9636, e_{6\alpha}=0.9196, e_{7\alpha}=0.8985,$$

$$g_{1\alpha}=0.0220, g_{2\alpha}=0.2062, g_{3\alpha}=0.0475, g_{4\alpha}=0.1733,$$

$$g_{5\alpha}=0.0361, g_{6\alpha}=0.0804, g_{7\alpha}=0.1015,$$

$$w_{1\alpha}=0.0330, w_{2\alpha}=0.3091, w_{3\alpha}=0.0712, w_{4\alpha}=0.2598,$$
$$w_{5\alpha}=0.0542, w_{6\alpha}=0.1205, w_{7\alpha}=0.1522。$$

步骤 4 用公式(8.15)～公式(8.19)计算综合满意度,得到所有权矩阵。

场景(a):综合满意度 $\Theta^a=[\sigma_{ij}^{\delta_i\,(a)}]_{6\times7}$

$$\Theta^{(a)}=[\sigma_{ij}^{\delta_i\,(a)}]_{6\times7}$$

$$=\begin{bmatrix}
2.1008 & 2.0805 & 2.4198 & 2.0553 & 2.3231 & 2.1195 & 2.7259 \\
2.1008 & 2.0805 & 2.4198 & 2.0553 & 2.3231 & 2.1195 & 2.7259 \\
3.3071 & 1.9550 & 2.8939 & 2.2809 & 2.0164 & 2.0744 & 2.1767 \\
3.3071 & 1.9550 & 2.8939 & 2.2809 & 2.0164 & 2.0744 & 2.1767 \\
3.3071 & 1.9550 & 2.8939 & 2.2809 & 2.0164 & 2.0744 & 2.1767 \\
2.1575 & 2.1353 & 1.9814 & 2.0582 & 2.2245 & 2.4261 & 2.0749
\end{bmatrix}$$

类似地,可以获得场景(b、c、d)的综合满意度矩阵:

$$\Theta^{(b)}=\begin{bmatrix}
2.0423 & 2.3653 & 2.1580 & 2.3225 & 2.2956 & 2.0280 & 3.0570 \\
2.0423 & 2.3653 & 2.1580 & 2.3225 & 2.2956 & 2.0280 & 3.0570 \\
2.1828 & 2.1725 & 2.1883 & 2.5766 & 2.0886 & 2.0203 & 2.2113 \\
2.1828 & 2.1725 & 2.1883 & 2.5766 & 2.0886 & 2.0203 & 2.2113 \\
2.1828 & 2.1725 & 2.1883 & 2.5766 & 2.0886 & 2.0203 & 2.2113 \\
2.1575 & 2.4239 & 2.0330 & 2.2835 & 2.1291 & 2.0489 & 2.1653
\end{bmatrix}$$

$$\Theta^{(c)}=\begin{bmatrix}
3.0833 & 3.2736 & 3.3958 & 3.2220 & 3.2689 & 3.1129 & 4.0632 \\
3.0833 & 3.2736 & 3.3958 & 3.2220 & 3.2689 & 3.1129 & 4.0632 \\
4.3084 & 3.0227 & 3.8789 & 3.4393 & 3.0206 & 3.0753 & 3.1033 \\
4.3084 & 3.0227 & 3.8789 & 3.4393 & 3.0206 & 3.0753 & 3.1033 \\
4.3084 & 3.0227 & 3.8789 & 3.4393 & 3.0206 & 3.0753 & 3.1033 \\
3.1466 & 3.2910 & 2.9832 & 3.2029 & 3.1906 & 3.4154 & 3.0407
\end{bmatrix}$$

$$\Theta^{(d)}=\begin{bmatrix}
3.1179 & 3.2098 & 3.4007 & 3.1482 & 3.2685 & 3.1495 & 4.0637 \\
3.1179 & 3.2098 & 3.4007 & 3.1482 & 3.2685 & 3.1495 & 4.0637 \\
4.3063 & 2.9519 & 3.8846 & 3.4165 & 3.1789 & 3.1662 & 3.1124 \\
4.3063 & 2.9519 & 3.8846 & 3.4165 & 3.1789 & 3.1662 & 3.1124 \\
4.3063 & 2.9519 & 3.8846 & 3.4165 & 3.1789 & 3.1662 & 3.1124 \\
3.1883 & 3.2479 & 3.0609 & 3.1342 & 3.1789 & 3.3990 & 3.0368
\end{bmatrix}$$

步骤 5 建立模型,求解得到最优匹配方案。

步骤 6 探讨不同模式下的匹配满意度。

根据不同场景下的综合满意度矩阵,建立模型并求解,得到多场景动态匹配算法的匹配结果。另外,根据随机匹配算法和"F-Y"算法得到匹配结果。以上结果汇总见表8.4～表8.7。

表 8.4　场景(a)中的算法比较结果

结果	算法			
	随机匹配算法	"F-Y"算法 $(w_A=1,w_B=0)$	多场景动态匹配算法(不稳定约束)	多场景动态匹配算法(稳定约束)
匹配	(A_1^1,B_1)；(A_1^2,B_7)；(A_2^1,B_5)；(A_2^2,B_3)；(A_2^3,B_2)；(A_3^1,B_6)；(B_4,B_4)	(A_1^1,B_7)；(A_1^2,B_2)；(A_2^1,B_3)；(A_2^2,B_1)；(A_2^3,B_6)；(A_3^1,B_5)；(B_4,B_4)	(A_1^1,B_5)；(A_1^2,B_7)；(A_2^1,B_4)；(A_2^2,B_1)；(A_2^3,B_3)；(A_3^1,B_6)；(B_2,B_2)	(A_1^1,B_2)；(A_1^2,B_7)；(A_2^1,B_1)；(A_2^2,B_3)；(A_2^3,B_6)；(A_3^1,B_5)；(B_4,B_4)
稳定与否	否	是	否	是
总体满意度	14.1181	15.3063	15.9570	15.3063

表 8.5　场景(b)中的算法比较结果

结果	算法			
	随机匹配算法	"F-Y"算法 $(w_A=1,w_B=0)$	多场景动态匹配算法(不稳定约束)	多场景动态匹配算法(稳定约束)
匹配	(A_1^1,B_6)；(A_1^2,B_7)；(A_2^1,B_1)；(A_2^2,B_2)；(A_2^3,B_3)；(A_3^1,B_4)；(B_5,B_5)	(A_1^1,B_7)；(A_1^2,B_2)；(A_2^1,B_1)；(A_2^2,B_3)；(A_2^3,B_6)；(A_3^1,B_5)；(B_4,B_4)	(A_1^1,B_7)；(A_1^2,B_5)；(A_2^1,B_4)；(A_2^2,B_1)；(A_2^3,B_3)；(A_3^1,B_2)；(B_6,B_6)	(A_1^1,B_2)；(A_1^2,B_7)；(A_2^1,B_3)；(A_2^2,B_1)；(A_2^3,B_6)；(A_3^1,B_5)；(B_4,B_4)
稳定与否	否	是	否	是
总体满意度	13.9122	13.9428	14.7242	13.9428

表 8.6　场景(c)中的算法比较结果

结果	算法			
	随机匹配算法	"F-Y"算法 $(w_A=1,w_B=0)$	多场景动态匹配算法(不稳定约束)	多场景动态匹配算法(稳定约束)
匹配	(A_1^1,B_3)；(A_1^2,B_2)；(A_2^1,B_1)；(A_2^2,B_6)；(A_2^3,B_5)；(A_3^1,B_4)；(B_7,B_7)	(A_1^1,B_7)；(A_1^2,B_3)；(A_2^1,B_1)；(A_2^2,B_2)；(A_2^3,B_6)；(A_3^1,B_5)；(B_4,B_4)	(A_1^1,B_2)；(A_1^2,B_7)；(A_2^1,B_4)；(A_2^2,B_1)；(A_2^3,B_3)；(A_3^1,B_5)；(B_5,B_5)	(A_1^1,B_2)；(A_1^2,B_7)；(A_2^1,B_3)；(A_2^2,B_1)；(A_2^3,B_6)；(A_3^1,B_5)；(B_5,B_5)
稳定与否	否	否	是	是
总体满意度	20.2765	21.0559	22.3788	21.7900

表 8.7　场景(d)中的算法比较结果

结果	算法			
	随机匹配算法	"F-Y"算法 ($w_A = 1, w_B = 0$)	多场景动态匹配 算法(不稳定约束)	多场景动态匹配 算法(稳定约束)
匹配	(A_1^1, B_5)；(A_1^2, B_7)； (A_2^1, B_1)；(A_2^2, B_2)； (A_2^3, B_3)；(A_3^1, B_4) (B_6, B_6)	(A_1^1, B_7)；(A_1^2, B_3)； (A_2^1, B_1)；(A_2^2, B_2)； (A_2^3, B_6)；(A_3^1, B_5) (B_4, B_4)	(A_1^1, B_5)；(A_1^2, B_7)； (A_2^1, B_4)；(A_2^2, B_1)； (A_2^3, B_3)；(A_3^1, B_6) (B_2, B_2)	(A_1^1, B_2)；(A_1^2, B_7)； (A_2^1, B_3)；(A_2^2, B_6)； (A_2^3, B_1)；(A_3^1, B_5) (B_4, B_4)
稳定与否	否	否	否	是
总体满意度	21.6092	21.0678	22.3386	21.8095

2. 讨论

在本部分中,首先阐述了 4 种算法的优点,然后分析了将多场景动态匹配算法应用于区域医疗资源匹配管理的可能性,并针对实际应用中可能出现的问题提出了解决方法。多场景动态匹配算法具有通用性和高效性,可应用于多层次处理系统。算法总体满意度和稳定性的比较结果如图 8.6 和表 8.8 所示。

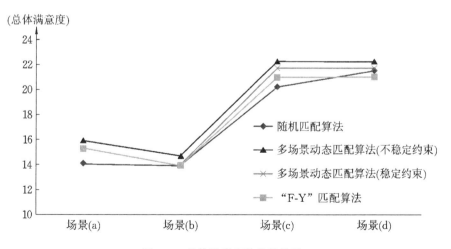

图 8.6　总体满意度的比较结果

表 8.8　稳定性的比较结果

稳定与否	随机匹配算法	"F-Y"匹配算法	多场景动态匹配算法（不稳定约束）	多场景动态匹配算法（稳定约束）
场景（a）	否	是	否	是
场景（b）	否	是	否	是
场景（c）	否	否	是	是
场景（d）	否	否	否	是

在解决分级诊疗系统中的医疗资源匹配背景下,随机匹配算法的结果最差:总满意度最低(14.1181、13.9122、20.2765 和 21.6092),存在 μ-Hinder 匹配对,导致匹配不稳定。因此,必须用科学的管理方法来优化这一问题的解决方案,这也是这一问题值得研究的原因。

场景(a)和(b)都是简单的场景,"F-Y"匹配算法的结果与这两个场景中的多场景动态匹配算法结果相同。然而,在复杂场景(c)和(d)中,在"F-Y"匹配算法中采用线性加权将多目标问题转化为单目标方案,如果加上一个稳定约束,则不可解;反之,当去掉稳定约束时,则存在 μ-Hinder 配对。

本节提出的分级诊疗系统多场景动态匹配算法是一种可行的新思路。考虑处于不同场景下的上下级医院之间的权力关系,得到一个动态平衡的结果,更符合实际情况,另外,从没有稳定性约束和有稳定性约束两个方面对该算法进行了分析。结果表明,在 4 种情况下,在没有稳定性约束的情况下,总匹配满足度都较高。这些结果也证明了稳定性约束会牺牲某些主体的单边满意度。

不同场景下的可行性以及由此产生的动态平衡是这一方法的主要考虑因素,实施这一方法还需要确定上下级医院的相对实力,这涉及政府监管、两类医院数量比较、利益分配等问题。此外,上下级医院之间的严格顺序也很重要,这些可以通过问卷调查得到。因此,只需对偏好数据进行排序作为输入,利用该算法开发启发式优化程序,医院就可以得到稳定的最优匹配方案。如果找不到合理的解决方案,则需要重新调查偏好排序数据。

现阶段可能出现的实际问题包括转诊方式的变化、上下级医院入院容量的动态变化等不确定性。每一项都必须根据当地情况确定。该算法不考虑不确定性和偶然性,即模型中可接受容量和其他因素的不确定性。此外,本研究基于预测负荷量来设置上级医院的住院人数,而非实际负荷量。

本节通过对综合满意度集成函数和差分调整函数的改进,提出了一种适用于分级诊疗系统的多场景动态匹配算法,研究了系统匹配的稳定性和总体满意度目标。

　　本节提出的多场景动态匹配算法适用于不同情况下的动态匹配,基于单边满意、双方综合满意和稳定性约束,建立了多场景的 $1-n$ 匹配模型,求解后得到匹配方案。与随机匹配算法和"F-Y"匹配算法(改进的 GS 算法)相比,该方法更直观、适应性更强,可用于多场景,综合满意度具有科学性。值得一提的是,多场景动态匹配算法(具有稳定性约束)的稳定性是最好的一个。仿真结果表明,本研究提出的算法更具实用性。

　　该方法可为世界各国在"分级诊疗制度"问题中遇到的双边匹配问题提供决策参考。然而,在分级诊疗系统中,大多数参与者都是有限理性的,拥有的信息也不全面,他们的决策不完全理性且具有一定的随机性。此外,系统环境和个体能力的不确定性也对分级诊疗制度的管理提出了挑战。这些都是今后研究的重要方向。

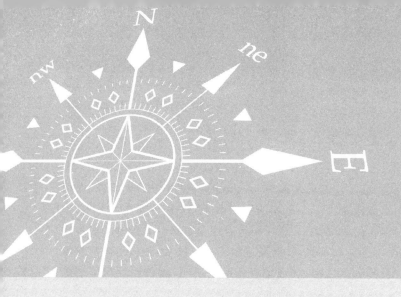

第九章 结论与展望

第一节　主要结论

我国卫生政策主要存在4个方面的问题:资金短缺、过度市场化运作、医保限额报销、媒体失实报道健康事件。在不同的历史时期,这些问题并不突出,但近年来却日益严重。另外,医生(医院)、患者和政府这3个参与者加剧了医患关系的紧张。在制定未来的医疗政策时,政府应该做出如下改变:加大对医疗领域的投入,改变医生和医院的收入结构,客观地宣传医疗新闻,增加医疗保险还款的数额和范围。

疫苗安全性、疫苗可靠性是影响父母对儿童实施疫苗接种意愿最重要的影响因素。疫苗的副作用极大地影响了父母对疫苗安全性的认识,从而影响了父母对儿童接种疫苗的态度。中国政府需要确保疫苗的安全性和可靠性,采用标准化、专业化的接种程序,逐步缓解家长的焦虑。此外,较短的距离、较短的等候时间、较好的环境和较友善的服务也是影响接种服务认知的因素。疫苗接种宣传效果受疫苗接种政策、幼儿园招生政策、疾控中心提醒和医院健康教育的影响,而疾控中心提醒是最重要的因素。儿童父母对HPV疫苗接种的知识和认识的重要性,是决定父母是否同意孩子接种这种疫苗的心理因素。决策者应在学校和社区等公共场所向儿童父母进行疫苗知识宣传,特别是关于HPV感染的严重后果和HPV疫苗的安全性方面的知识。

公众对2018年长春长生生物科技公司疫苗危机的反应具有3个特征:社交媒体是主流的互动渠道,公众对疫苗危机的关注度迅速改变,主流观点为负面的。疫苗制造商不满意和政府监管不满意是影响公众疫苗焦虑的两个重要决定因素。我们的研究结果还表明,有抚养对象的女性、年轻参与者和低学历人群对疫苗危机的反应明显更激烈,高收入人群更容易将这种焦虑转化为对中国疫苗的不信任。我们的研究有助于政府监管机构和疫苗制造商通过严格的疫苗行业法规和标准重建公众信任。

在老年人采用家庭医生的研究中,将信任、满意度和感知效用整合到扩展的UTAUT模型中是很有必要的,这将对老年人选择家庭医生的行为意向有很好的解释力。信任是影响老年人行为意向的重要因素。提高老年人对家庭医生的绩效期望,应当将重点放在感知有用性与行为意向之间。政策制定者应提高家庭医生的方便性和经济性,如提高医疗保险报销率、优先转诊和减少等待时间。努力期望、社会影响和促进条件也是影响行为意向的重要因素。满意度是一个具有多维角色的构形。它不仅是家庭医生推广计划的预期结果,也是影响老年人行为意向的重要自变量。这些认识可以促使决策者更好地理解老年人的心理感知和行为意向。

通过实证研究,从计量模型和结构模型两个方面对理论模型进行了检验。医疗服务满意度、易用性、信息质量对老年患者接受远程医疗有显著影响,接受度对老年患者行为有显著影响。结果还表明,接受变量在理论模型中具有显著的中介作用。通过研究证实扩展技术接受与整合模型在中国老年人使用远程医疗系统的行为意向中的适用性,结果表明,远程医疗系统与实体医疗服务之间的关系是相互促进的,而不是相互替代的。应更好地了解老年人的行为特征,并鼓励医疗服务提供者更好地了解远程医疗系统的真正需求。这些发现为远程医疗系统开发商、政府、投资者和医院推广老年患者使用这项技术提供了有价值的信息。

通过对大型医院数据的分析,讨论了以下问题:医院部门需求的随机波动、总量限制以及供应商交付的不确定响应时间。建立多级药品库存模拟模型,然后使用粒子群优化算法进行智能优化。当对每个部门进行随机变化的患者需求测试时,必须全面协调多级库存管理才能实现最佳系统。

建立科学有序的分级诊疗制度是提高医疗卫生资源利用率、降低医疗费用的重要途径。政府卫生管理官员和医保部门是建立分级待遇制度的主要推动者。针对分级诊疗系统中的双边匹配问题,提出了一种基于多场景的匹配决策方法。该算法是针对 4 种场景设计的,分别具体分析了不同环境下这些合作场景的匹配满足度,通过实例比较,多场景动态匹配方法优于随机匹配算法和"F-Y"算法(改进的 G-S 算法),有效地得到了稳定可行的解。通过对综合满意度积分函数和差分调整函数的改进,多场景动态匹配算法的稳定性可靠。该方法可为世界各国在分级治疗体系问题中遇到的双边匹配提供决策参考。

第二节　未来展望

考虑个体理性和群体理性的医疗服务资源动态访问机制。在医疗服务资源短缺下,个体理性与群体理性决策有所差异,应用双边市场竞争理论建立医疗服务资源在多个医疗服务主体之间的访问机制;建立医疗服务资源不同区域间的传播模型,研究群体非理性临界条件,找到医疗服务资源在不同医疗服务主体之间的访问机制并动态优化。

另外,需要进一步深入讨论慢性病医疗资源管理的问题。慢性病已成为威胁城乡居民健康的首要原因。中国疾病预防控制中心 2018 年统计数据显示:慢性病死亡占我国居民总死亡人数的比例高达 86.6%,造成的疾病负担占总疾病负担的 70% 以上,慢性病防控已成为影响国家经济社会发展的重大公共卫生管理问题之一。慢性病患者的医疗服务需求受到患者跨期选择的影响而变得不确定,其目标为患者全生命周期的健康效用最大化;慢性病医疗服务能力不足,给医疗服务能力规划配置及有效利用带来新的挑战。准确了解慢性病患者就医行为背后的心理动机,开发针对慢性病的医疗服务能力规划,特别是急救医疗方案优化、急救资源精益配置策略和急救医疗服务能力覆盖策略等,是后续亟待研究的问题。

参考文献

References

［1］杜少甫，谢金贵，刘作仪. 医疗运作管理：新兴研究热点及其进展［J］. 管理科学学报，2013，16(8)：1-19.

［2］Anderson T R，Daim T U，Lavoie F F. Measuring the efficiency of university technology transfer［J］. Technovation，2007，27(5)：306-318.

［3］Berwick D M，Nolan T W，Whittington J. The Triple Aim：Care，health，and cost［J］. Health Affairs，2008，27(3)：759-769.

［4］Chaudhry B，Wang J，Wu S Y，et al. Systematic review：Impact of health information technology on quality，efficiency，and costs of medical care［J］. Annals of Internal Medicine，2006，144(10)：742-752.

［5］王文娟，杜晶晶. "医药分开"政策对医疗费用的影响机制探索——医生收入、医院收入的中介效应［J］. 中国软科学，2015(12)：25-35.

［6］王昱，唐加福，曲刚. 医院手术室运作管理：研究热点及发展方向［J］. 系统工程理论与实践，2018，38(7)：1778-1791.

［7］Roth A E. Deferred acceptance algorithms：History，theory，practice，and open questions［J］. International Journal of Game Theory，2008，36(3-4)：537-569.

［8］李铭洋，李博，曹萍萍，等. 考虑匹配稳定性的多属性双边匹配决策方法［J］. 系统工程，2017，35(11)：153-158.

［9］Balaj M. Alternative principles and their applications［J］. Journal of Global Optimization，2011，50(3)：537-547.

［10］Erdil A，Ergin H. What's the matter with tie-breaking？Improving efficiency in school choice［J］. American Economic Review，2008，98(3)：669-689.

［11］Manlove D F，Irving R W，Iwama K，et al. Hard variants of stable marriage[J]. Theoretical Computer Science, 2002, 276(1-2):261-279.

[12] Ajzen I. The theory of planned behavior[J]. Organizational behavior and human decision processes, 1991, 50(2):179-211.

[13] Venkatesh V, Morris M G, Davis G B, et al. User acceptance of information technology: Toward a unified view[J]. MIS quarterly, 2003:425-478.

[14] Zhou M, Zhao L D, Campy K S, et al. Changing of China's health policy and Doctor-Patient relationship: 1949-2016 [J]. Health Policy and Technology, 2017, 6(3):358-367.

[15] Xu Y, Wang L, He J, et al. Prevalence and control of diabetes in Chinese adults[J]. Jama, 2013, 310(9):948-959.

[16] Phillips M R, Zhang J, Shi Q, et al. Prevalence, treatment, and associated disability of mental disorders in four provinces in China during 2001-05: An epidemiological survey[J]. The Lancet, 2009, 373(9680): 2041-2053.

[17] Zhou M, Zhao L, Campy K S, et al. Changing of China's health policy and Doctor-Patient relationship: 1949-2016 [J]. Health Policy and Technology, 2017, 6(3):358-367.

[18] Zhou M, Zhao L D, Kong N, et al. What Caused Seriously Shortage of Chinese Nurses? [J]. Iranian Journal of Public Health, 2018, 47(7): 1065-1067.

[19] Yang J, Hong Y, Ma S. Impact of the new health care reform on hospital expenditure in China: A case study from a pilot city[J]. China Economic Review, 2016(39):1-14.

[20] Zhou M, Zhao L, Kong N, et al. Predicting behavioral intentions to children vaccination among Chinese parents: An extended TPB model [J]. Human Vaccines & Immunotherapeutics, 2018, 14 (11): 2748-2754.

[21] Little T D, Cunningham W A, Shahar G, et al. To parcel or not to parcel: Exploring the question, weighing the merits[J]. Structural equation modeling, 2002, 9(2):151-173.

[22] Flores G. The impact of medical interpreter services on the quality of health care: A systematic review[J]. Medical care research and review, 2005, 62(3):255-299.

[23] Mackinnon D P, Lockwood C M, Williams J. Confidence limits for the indirect effect: Distribution of the product and resampling methods[J]. Multivariate behavioral research, 2004, 39(1):99-128.

[24] Bollen K, Lennox R. Conventional wisdom on measurement: A structural equation perspective[J]. Psychological bulletin, 1991, 110 (2):305.

[25] Jarvis C B, Mackenzie S B, Podsakoff P M. A critical review of construct indicators and measurement model misspecification in marketing and consumer research[J]. Journal of consumer research, 2003, 30(2): 199-218.

[26] Baron R M, Kenny D A. The moderator-mediator variable distinction in social psychological research: Conceptual, strategic, and statistical considerations[J]. Journal of personality and social psychology, 1986, 51(6):1173.

[27] Mackinnon D P, Lockwood C M, Hoffman J M, et al. A comparison of methods to test mediation and other intervening variable effects[J]. Psychological methods, 2002, 7(1):83.

[28] Hair J F, Sarstedt M, Ringle C M, et al. An assessment of the use of partial least squares structural equation modeling in marketing research [J]. Journal of the academy of marketing science, 2012, 40(3):414-433.

[29] Stedman R C. Toward a social psychology of place: Predicting behavior from place-based cognitions, attitude, and identity[J]. Environment and behavior, 2002, 34(5):561-581.

[30] Zhou M, Qu S, Zhao L, et al. Parental perceptions of human papillomavirus vaccination in central China: The moderating role of socioeconomic factors[J]. Hum Vaccin Immunother, 2019, 15(7-8): 1688-1696.

[31] Sülzle K. Duopolistic competition between independent and collaborative business-to-business marketplaces[J]. International Journal of Industrial Organization, 2009, 27(5):615-624.

[32] Larson H J, Cooper L Z, Eskola J, et al. Addressing the vaccine confidence gap[J]. The Lancet, 2011, 378(9790):526-535.

[33] Zhou M, Qu S, Zhao L, et al. Trust collapse caused by the Changsheng vaccine crisis in China[J]. Vaccine, 2019, 37(26):3419-3425.

[34] Yuan X. China's vaccine production scare[J]. The Lancet, 2018, 392 (10145):371.

[35] Marsh H W, Balla J R, Mcdonald R P. Goodness-of-fit indexes in confirmatory factor analysis: The effect of sample size[J]. Psychological bulletin, 1988, 103(3):391.

[36] Cronin Jr J J, Brady M K, Hult G T M. Assessing the effects of quality, value, and customer satisfaction on consumer behavioral intentions in service environments[J]. Journal of retailing, 2000, 76(2):193-218.

[37] Fornell C, Larcker D F. Evaluating structural equation models with unobservable variables and measurement error[J]. Journal of marketing research, 1981, 18(1):39-50.

[38] Omer S B, Salmon D A, Orenstein W A, et al. Vaccine refusal, mandatory immunization, and the risks of vaccine-preventable diseases [J]. New England Journal of Medicine, 2009, 360(19):1981-1988.

[39] Dempsey A F, Zimet G D, Davis R L, et al. Factors that are associated with parental acceptance of human papillomavirus vaccines: A randomized intervention study of written information about HPV[J]. Pediatrics, 2006, 117(5):1486-1493.

[40] Shah D V, Mcleod J M, Yoon S-H. Communication, context, and community: An exploration of print, broadcast, and Internet influences [J]. Communication research, 2001, 28(4):464-506.

[41] Zhou M, Qu S, Zhao L, et al. Understanding psychological determinants to promote the adoption of general practitioner by Chinese elderly[J]. Health Policy and Technology, 2019, 8(2):128-136.

[42] Venkatesh V, Thong J Y, Xu X. Consumer acceptance and use of information technology: Extending the unified theory of acceptance and use of technology[J]. MIS quarterly, 2012,27(3):157-178.

[43] Zhou M, Zhao L, Kong N, et al. Factors influencing behavior intentions to telehealth by Chinese elderly: An extended TAM model [J]. International journal of medical informatics, 2019(126):118-127.

[44] Venkatesh V, Thong J Y, Chan F K, et al. Extending the two-stage information systems continuance model: Incorporating UTAUT predictors and the role of context[J]. Information Systems Journal, 2011, 21(6):527-555.

[45] Ong L M, De Haes J C, Hoos A M, et al. Doctor-patient communication: A review of the literature [J]. Social science & medicine, 1995, 40(7):903-918.

[46] Hoque R, Sorwar G. Understanding factors influencing the adoption of mHealth by the elderly: An extension of the UTAUT model [J]. International journal of medical informatics, 2017(101):75-84.

[47] Bardenheier B H, Bullard K M, Caspersen C J, et al. A novel use of structural equation models to examine factors associated with prediabetes among adults aged 50 years and older: National Health and Nutrition Examination Survey 2001-2006 [J]. Diabetes care, 2013, 36 (9): 2655-2662.

[48] Mcdonald R P, Ho M-H R. Principles and practice in reporting structural equation analyses[J]. Psychological methods, 2002, 7(1):64.

[49] Martins C, Oliveira T, Popovič A. Understanding the Internet banking adoption: A unified theory of acceptance and use of technology and perceived risk application [J]. International Journal of Information Management, 2014, 34(1):1-13.

[50] Kijsanayotin B, Pannarunothai S, Speedie S M. Factors influencing health information technology adoption in Thailand's community health centers: Applying the UTAUT model [J]. International journal of medical informatics, 2009, 78(6):404-416.

[51] Ekeland A G, Bowes A, Flottorp S. Effectiveness of telemedicine: A systematic review of reviews [J]. International journal of medical informatics, 2010, 79(11):736-771.

[52] Koch S. Home telehealth—current state and future trends [J]. International journal of medical informatics, 2006, 75(8):565-576.

[53] Dünnebeil S, Sunyaev A, Blohm I, et al. Determinants of physicians' technology acceptance for e-health in ambulatory care[J]. International journal of medical informatics, 2012, 81(11):746-760.

[54] Hsu C-L, Lin J C-C. Acceptance of blog usage: The roles of technology acceptance, social influence and knowledge sharing motivation [J]. Information & management, 2008, 45(1):65-74.

[55] Sitzia J, Wood N. Patient satisfaction: A review of issues and concepts [J]. Social science & medicine, 1997, 45(12):1829-1843.

[56] Epstein R M, Hundert E M. Defining and assessing professional competence[J]. Jama, 2002, 287(2):226-235.

[57] Cook D A, Levinson A J, Garside S, et al. Internet-based learning in the health professions: A meta-analysis [J]. Jama, 2008, 300 (10): 1181-1196.

[58] Pines J M, Iyer S, Disbot M, et al. The effect of emergency department crowding on patient satisfaction for admitted patients [J]. Academic Emergency Medicine, 2008, 15(9):825-831.

[59] Holden R J. Lean thinking in emergency departments: A critical review [J]. Annals of emergency medicine, 2011, 57(3):265-278.

[60] Henderson C, Knapp M, Fernández J-L, et al. Cost effectiveness of telehealth for patients with long term conditions (Whole Systems Demonstrator telehealth questionnaire study): Nested economic evaluation in a pragmatic, cluster randomised controlled trial[J]. Bmj, 2013, 346.

[61] Rho M J, Young Choi I, Lee J. Predictive factors of telemedicine service acceptance and behavioral intention of physicians [J]. International journal of medical informatics, 2014, 83(8):559-571.

[62] Cimperman M, Brenčič M M, Trkman P. Analyzing older users' home telehealth services acceptance behavior-applying an Extended UTAUT model[J]. International journal of medical informatics, 2016(90):22-31.

[63] Hair J F, Sarstedt M, Pieper T M, et al. The use of partial least squares structural equation modeling in strategic management research: A review of past practices and recommendations for future applications[J]. Long range planning, 2012, 45(5-6):320-340.

[64] Graham J W. Missing data analysis: Making it work in the real world [J]. Annual review of psychology, 2009(60):549-576.

[65] 代宏砚, 周伟华, 陈志康. 多级供应链中库存不准确性对牛鞭效应的影响 [J]. 管理工程学报, 2013, 27(2):195-201.

[66] Gale D, Shapley L S. College admissions and the stability of marriage [J]. The American Mathematical Monthly, 2013, 120(5):386-391.

后　记

Postscript ◂

　　本书是基于国家自然科学基金课题（71601043）和博士后期间工作而完成的。回首几年的博士后学习工作生涯，感慨良多。从博士期间从事的医药物流供应链研究逐步转向医疗服务供应链行为与决策的研究，从研究主题、研究方法和研究范式上都有了很大不同，对于我而言，是一个不小的挑战。在博士后合作导师——东南大学经济管理学院赵林度教授的悉心指导下，我逐步走上了正轨，发现了这个领域的研究兴趣，确定了研究思路，通过课题研究、撰写政策咨询报告和学术论文，这几年取得了一定的成果。

　　在此，首先感谢赵林度教授在我博士后研究工作期间的指导和帮助，特别是在我迷茫时刻指点迷津、在倦怠时给予鞭策、在研究方法和研究思想上给予系统指导，让我的学术研究道路遇见光明。从课题的选题、框架和具体研究过程，都倾注了赵老师大量心血和时间精力，老师严谨的治学态度和深邃的学术思想使我终身受益。

　　感谢东南大学经济管理学院王海燕教授、薛巍立教授、孙胜楠副教授等在论文选题和具体研究方法上的指导。感谢普渡大学教授孔楠（Nan Kong）在访问学者期间给予的学术指导和帮助。感谢湖南工商大学工商管理学院黄福华教授对研究思路的指导。感谢东南大学博管办王超和龙黎两位老师多次关心和帮助。感谢研究生隆飘在资料整理方面提供的帮助。感谢参考文献作者们的贡献。在本书出版过程中得到了华中科技大学出版社的大力帮助，在此表示衷心的感谢。

　　感谢国家自然科学基金委给予的课题资助（71601043）。感谢国药控股湖南有限公司、湖南省疾病预防控制中心、中南大学湘雅三医院等单位,协助我完成研究工作和提供便利条件。感谢湖南工商大学在这几年提供的宽松的学术研究氛围,使我可以心无旁骛地开展研究工作。

最后,特别感谢我的家庭给予的理解和帮助,他们默默地承担了大量的家庭琐事,给了我充分的自由时间,使我可以安静思考、专心治学。

作　者
2020 年 3 月于长沙